用微運動整頓身心

找尋心靈與身體的平衡

長島康之

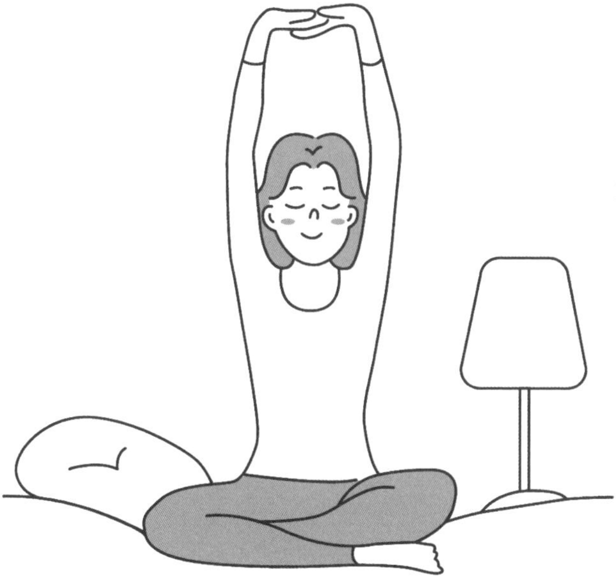

運動未満で
体はととのう

練腹肌？練棒式？這些都不需要。
只要稍稍改變觀念，
就能將日常生活變成一種訓練！

前言

在這一週之中，你是否曾在起床的那刻，發自內心感到「今天狀態超棒的」呢？

我之所以寫下這本書，是希望能讓那些從起床開始，便感到身體無比沉重、光爬樓梯就會喘、持續肩頸痠痛、提不起幹勁又不至於需要就醫，或是雖有許多不適，卻找不出病名的人，能夠因閱讀本書，感受到自己「狀態不錯」。**這本書中整理許多小技巧，希望讓那些想養成運動習慣，卻沒有體力從事跑步等運動，或去健身房的人，也能擁有靈活自如的身體。**

就讓我來介紹一下自己吧，我在東京門前仲町經營整復院，以及指導學生如何正確動作的健身房。我過去曾在醫院從事復健的工作，也曾擔任工藤公康先生（前職棒選手）等專業運動員的教練。目前曾治療的人數達到12萬人次，努力協助客戶從根本改善各種不適與疼痛。

「身體無法隨心所欲活動。」

「肩頸僵硬、腰痛是家常便飯。」

「光站著不動就覺得好累。」

因不適而前往整復院求診的人絡繹不絕，其中也有人在往返骨科等多間醫院後，仍無法獲得改善，最終來到我的診所。最近**除了腰、膝蓋、肩膀疼痛等症狀外，還多了許多深受暈眩、心情低落、失眠所苦的人。**

整復院是以機器或徒手的方式，治療扭傷、撞傷、脫臼的地方。雖然我擁有柔道整復師國家證照，但由於不是醫生，無法動手術也無法開藥。

來到我的整復院和健身房的人們，反覆腰痛、慢性肩頸僵硬、膝蓋變形等疼痛狀況，以及暈眩、疲勞等不適，都獲得了改善，得以重新擁抱健康。

因不明原因而感到不適的人，想必都曾為了變健康而試盡各種不同的方法，例如嘗試在電視上看到最近盛行的方法，又或者有些人會下定決心加入健身房。但無論哪種方法，都無法持之以恆，為什麼會如此呢？其實正是因為目標太高，並且想一口氣獲得成效。你是否也有相同的經驗呢？

當身體已經長年養成不健康的習慣，就大腦的機制來說，不可能一口氣改變這些習慣。大腦有選擇輕鬆、安穩的傾向，難以接受劇烈的變化。之所以無法持續下去，並不是因為你沒有決心，而是因為你的大腦在抵抗。**若想改變長年下來慢慢累積的不良習慣，只能一點一滴地慢慢改善。**

我看過有人成功從根本改善不適，卻也見過許多人以**「我的意志力薄弱」、「我體力很差」、「我太忙了」等理由，眼睜睜讓自己變健康的機會溜走。**

而我希望，本書能讓這些人也邁向健康。

在此，我想介紹2個案例。

第一個案例，是因閃到腰無法動彈，必須靠拐杖走路的金田先生（60多歲，男性）。金田先生自從被醫院診斷為椎間盤突出後，反覆進出醫院將近1年的時間，並且幾乎處於臥床狀態。由於長期住院，導致他的肌力大幅下降，步行困難，出院後也被迫得以輪椅代步。雖然後來能夠行走，走路時卻必須彎腰90度，拐杖也無法離手。他來本院求診時雖然才65歲，但看起來就像個老爺爺一般蒼老。

在金田先生的案例中，我們除了給予徒手與機器治療之外，**也請他「不要一直靜養，請盡可能地活動」。活動時只需注意以下2個重點，那就是「呼吸」與「站立和走路時，要使用腹部與腳跟的力量」。**當開始意識到這幾點後，他的姿勢變得越來越端正，1年後的他，就算不拄拐杖，也能健步如飛。

這是為什麼呢？

我們全身上下所有的細胞與器官隨時都在活動，只要不活動，除了肌力下降之外，全身的功能都會跟著衰退。若用極端一點的說法，就是「不動＝死」。因此我才會請他儘量活動，而非靜養。首先，**我教他「站穩腳跟」的正確站姿，以穩定身體的基礎。**只要了解努力的方向，即便不做深蹲和拿啞鈴鍛鍊，也能讓身體找回平衡，自然而然訓練肌力。

3年後，金田先生仍在nicori健身房持續鍛鍊，現在的他下半身肌肉變得相當穩健，胸膛也變厚實，整個人相當結實，完全看不出已經68歲了。他笑著對我說：「參加同學會時，我是看起來最年輕的那個。」每當這種時刻，我都會再次深刻感受到這份工作的美好。

另一個案例，是深受手臂麻痺和暈眩困擾的田畑小姐（40多歲，女性）。她因原因不明的不適，前往大學醫院接受檢查，卻遲遲找不出病因，感到不安並到本院求診。仔細聽她的描述，得知她年過40歲後，開始出現氣喘及嚴重皮膚過敏的症狀，曾在大學醫院接受治療。雖然服藥後有稍微改善症狀，也為了健康而開始健走及跑步，然而卻開始頻繁出現類似暈船的暈眩，以及頭痛等症狀。當暈眩時，身體甚至無法依自己的意志活動。

經本院檢查，我發現她的身體非常歪斜，右肩較低，整個身體呈現向前傾的狀態。請她試著走幾步後發現她的左手無力，就算下垂也無法輕易擺動，狀態十分不樂觀，能跑步都算很了不起了。

我認為不適的原因之一，可能是生病使她無法活動自如，導致肌力下降。為此她用自己的方式跑步，卻導致身體的歪斜更加嚴重，進而引發自律神經失調。她無法接受難以動彈的自己，並感到越來越不安，害怕「未來沒有止暈藥，說不定就無法正常生活」，因而陷入負面循環並失去活力。

當出現麻痺和暈眩症狀時，醫院通常會建議靜養。但我的整復院則是會替患者施術，並像治療金田先生一樣，**請患者盡可能多活動，要求患者在家要「深呼吸」、「用背部力量甩手」、「向前屈」。**即便有暈眩症狀，田畑小姐仍想活動身體，希望能參加半年後的馬拉松大賽，因此我教她正確的身體使用方式。在反覆練習之下，田畑小姐漸漸開始能夠活動，也重新建立起自信。**雖然田畑小姐很有上進心，但卻有自我否定的傾向，因此每當她達成一件事，我們就會主動稱讚，也讓她培養稱讚自己的習慣。**

維持3個月後，田畑小姐不需吃止暈藥也能夠跑步了，過去的不安煙消雲散，身體恢復的速度也加快了。在參加馬拉松大賽時，甚至超越過去的紀錄，獲得理想成績。

而現在，她的麻痺及暈眩問題已經完全消失，不需再來本院了。更重要的是，她學到許多有關訓練的專業知識，甚至取得健身房的「訓練顧問」資格。

由於是整復院，我們無法提供外科處理。我們之所以能讓大家身體好轉，是因為我們**不偏限於當下所見的症狀，而是從客戶的心理狀態，以及身體的使用方式等狀況，綜合評估並給予治療。**

一般來說，面對「疼痛」、「難受」的主訴，容易會將重點擺在患部，但我卻習慣觀察患者的背景。所謂的背景，就是生活習慣、身體姿勢、人際關係，以及面對不適時的心理狀態。

不適的原因不單純是因為身體狀況，也可能是由心理狀況、社會問題所引起的。金田先生之所以會閃到腰，是因為肌力低落，支撐不住身體；而田畑小姐除了肌力衰退和身體歪斜，身體無法自如活動所帶來的不安、恐懼等心理因素，降低恢復的速度。除了肉眼所見的受傷和疾病，睡眠不足、工作過度、和友人之間的摩擦等各種狀況，都可能是導致不適的原因。**若不改善根本的原因，就無法獲得真正的健康。**

我之所以如此強調從根本改善的重要性，是源自於我的個人經驗。學生時期的我，曾想成為職棒選手，卻因橫紋肌溶解症，斷送了選手生涯。當時我常擔任隊中的主將，或被選為關東代表隊選手等等，是團隊中的主力成員，更可想見我的絕望。當時的我穿梭於大學醫院和整復院，持續接受治療，深信自己能繼續打球。然而現實並非如此美好，即便暫時減緩疼痛，疼痛仍會再次襲來，最終讓我的職業球員夢碎。現在回想起來，當時我之所以受傷，根本原因在於投球、打擊的方式，若沒有改善根本原因，一直重複相同的動作，想當然疼痛會反覆復發。

進入治療業界後，我認識了工藤公康先生，了解到訓練（運動指導）和治療並行的重要性。因此，除了柔道整復師必備的知識和技術，為了更了解人體，我也開始學習美國的最新醫療知識，並且在專門機構學習腦科學、心理學、肌動學、疼痛學等各種領域的知識，致力改善客戶的身心不適。

「我第一次產生好好了解自己身體的想法。」

「我初次意識到活動身體的重要性。」

「我開始意識到不應放任自己的身體擺爛。」

令人開心的是，來到本院的患者，都很願意了解自己的身體，並樂見身體產生的變化。

雖然一開始會說「我很忙」、「我不擅長運動」等藉口，表示自己辦不到。但當建立起想改善不適的明確目標，就會漸漸改變意識，並付諸行動。只要持續2週，就會感到身體變得輕鬆許多。

「光改變意識，就能變健康嗎？」

有許多人都會問這個問題，就讓我告訴你，答案是YES！

今天的不適，是過去累積而來的結果。會感到疲累，是因為沒有充足的睡眠；腰痠背痛，是因為姿勢不正確；肌膚乾燥，則是因為飲食不均衡……這些結果都源自於你自己的選擇及行動。因此**若決定從明天開始變健康，就應從今天開始改變意識並展開行動。**

這麼做既不需要幹勁，也不需要毅力。

不需要逼迫自己，也不需要流汗。

正因如此，不會流於三分鐘熱度。

你只需要微運動即可。

例如「改變站姿」、「改變走路方式」、「改變呼吸方式」、「曬太陽」等，都不需要付出太多努力就能達成。我希望大家能再給自己一次機會，放寬心，改變想法。

在PART2中，我會教你如何養成習慣，去達成那些過去明明知道，卻做不到的事；PART3及PART4則會介紹透過微運動達到健康的訣竅。希望大家能從自己有信心做到的方法，開始跨出第一步。

在繼續閱讀本書之前，希望大家跟我做個約定。

「請別否定自己，1天必須稱讚自己1次。」

稱讚自己能刺激大腦，自然湧現動力。

在此，我要送給打開這本書的各位1個「讚」。接下來，為了變健康做出行動而買了這本書的各位，請稱讚自己一下吧。

目錄

PART 1

疲倦、暈眩、沮喪、頭痛、心悸、煩躁、失眠、起不了床……不適到底從何而來？

PART 2

「將壞習慣改成好習慣」從日常生活改變觀念

不依賴動力，脫離「不健康習慣」的訣竅

PART 3

不需要鍛鍊肌肉或練習深蹲

「重心放在腳跟」將改變人生

PART 4

只需一秒！讓動力自然浮現的小習慣

整頓自律神經，改善疲勞感和失眠

PART 5 不適消失，人生好轉！

PART 1

疲倦、暈眩、沮喪、頭痛、心悸、煩躁、失眠、起不了床……

不適到底從何而來？

疲倦和疼痛是來自大腦的求救訊號

「手舉不起來。」

「膝蓋痛，連走路都難受。」

「背好像有針在刺。」

「光是日常生活就讓我好疲累。」

接下來要說的，都是在我所經營的整復院和健身房中所出現過的事例。來整復院求診的患者之中，許多都有肩膀、腰部疼痛、膝蓋與手肘關節疼痛，以及因扭傷和撞到等原因所造成的疼痛。有些人是在運動或生活中受傷，也有人想不起疼痛的原因。

一般感覺到疼痛的機制，多半是因為患部發生異常狀況，使大腦感覺到疼痛。但若在不知情的狀況下被割傷或出現瘀青時，雖然明明沒感覺到疼痛，但當看到X光或斷層照片，並被告知病情，卻會瞬間感到不舒服，甚至使病情惡化。你是否有聽聞過這種事情？是不是很不可思議？

近年來的研究顯示，疲累和疼痛等不適，**是大腦通報身體有異常狀況的警訊。**

我們的身體原本就具備用來維持生命的體內平衡（恆常性）功能，之所以能在酷暑及寒冬時維持一定體溫，就是體內平衡的功勞。而幫助我們抵禦細菌、病毒入侵的免疫反應，也是一種體內平衡機制。

負責體內平衡的指揮官就是大腦。

無論是看到、摸到、聞到、聽到、吃到……所有資訊都會全年無休地輸入我們的大腦中。**大腦既複雜又簡單，會根據「危險還是安全」這個基準來分類資訊，對於危及生命的「危險」更是格外敏感。因此當大腦判斷「再這樣下去會有危險」時，就會透過頭痛、倦怠感、疼痛等不適來提醒我們。**

大腦善於迴避風險，因此會在事情變嚴重前，送出「別勉強自己！」、「要不要休息一下呢？」、「重新審視生活方式吧！」等訊號。此時，若我們告訴自己「我只是沒什麼動力」、「只要努力一定撐得過去」，並勉強自己，大腦就會發出更強烈的危險訊號，也就是劇烈疼痛與疾病。

對自己越嚴格的人，會出現「可是其他人也一樣在努力」、「這種小事我還做得來」的想法，容易忽視來自大腦的警訊。說不定會因為原以為只是疲勞的小問題，卻在某天突然倒下。**若正視警訊，開始照顧身體，就不會有慢性不適或疼痛，並維持良好的狀態。**這些警訊都是大腦為了讓我們健健康康地活著，而發揮的功能。所以請相信大腦的力量，正視大腦所發出的警訊，這將是脫離不適的第一步。

首先，我們必須試著好好檢視自己的身體。

請勾選以下符合的選項，只要符合任何一項，就需要健康觀念改革。

□雖然睡了6個小時以上卻還是很睏

□站沒多久就想坐下

□無法立刻想起前一天晚餐吃什麼

□沒有動力

□爬樓梯時很喘

□無法做簡單的心算

□工作上的失誤變多

□動不動就生氣

□不想和朋友見面

□會嘆氣

新冠肺炎讓生活方式出現劇變有不適感的人日漸增加

自從2020年3月，新冠肺炎被宣布為瘟疫後，我們的生活驟然轉變。為了防疫口罩不離身，甚至有許多人為了減少外出，而轉換為遠距工作，每個人的生活節奏與方式都出現巨大的轉變。

想必許多相當健康曾與疾病無緣的人，都開始出現一些不適的狀況。**明明才30、40歲，正值壯年，卻因腰痛、肩頸僵硬、暈眩、低落而來本院求診的人**也增加了。

為什麼疫情會讓身心不適的人大幅增加呢？其根本的原因如下。

不適的原因大略可分為「身體層面」、「心理層面」、「社會層面」3種。

簡單來說，身體層面為**運動不足、受傷、疼痛等與身體功能有關的原因**；心理層面為**不安與恐懼、情緒低落等與精神狀態有關的原因**；社會層面為**人與社會之間的關聯性、經濟狀況**等等。而這些狀況，全都因新冠肺炎疫情而一一浮現。

上述內容，也與WHO對健康的定義「健康不僅止於沒有疾病或虛弱，而是在肉體、精神、社會層面都處於健全狀態」不謀而合。

由於應儘量避免密集接觸，遠距工作受到推崇，假日的休閒時光也被剝奪。由於時常關在家中，導致運動不足，對於原本就只有在通勤時會走動的人來說，影響更甚。我也常聽到有人反應，久久進公司一次，卻感到「腳步很不穩」、「光爬個樓梯，就覺得很喘」、「連在電車中站著都覺得很累」（身體層面）。被關在家裡的日子一長，除了深刻感受到肌力衰退，更意識到日常生活中的所有動作，都必須使用到肌力。

在疫情達到巔峰時，只要打開電視，就會看到各大節目討論這個未知的病毒，以及確診人數和死亡人數的資訊。不知不覺中，腦中充滿了令人沮喪的新聞，甚至開始出現「說不定我也會確診」、「要是我是重症怎麼辦」等不安的想法（心理層面），而不安、恐懼、緊張，會在不知不覺中讓身體僵化。大家應該都曾有過因突然出現的巨大聲響，身體瞬間僵硬的經驗，因不安而皺起眉頭，也是一種身體僵硬的反應。**我們的身體會為了抵抗這些恐懼與不安而用力，因此容易在不知不覺中，導致姿勢歪斜和肩頸僵硬等不適。**

而在新聞上也常會看到，由於老人院等設施，限制入住者之間的交流，以及與家人的會面，導致失智症狀惡化的人增加。而不僅限於長者，因對話銳減而感到孤獨的人也增加了（社會層面）。

經濟活動停滯也導致失業人口增加，雖然政府有發放紓困金等支援，但由於與社會脫節，導致許多人的心理狀態不佳。雖然未被拿出來討論，但部分報告指出，女性的自殺率有升高的傾向。

無論引起不適的契機是身體還是精神方面，我認為不適並非來自單一原因，而是在3個因素交互影響之下，導致不適狀態持續。若想維持健康、調節不適，不應從單一方向努力，而應該同時照顧身體、心理、社會各個面向。

導致不適的3個因素

若只著眼於身體症狀，難以從根本改善狀況。疲倦、沒有動力……等，未嚴重到要就醫的不適，多半是這3個因素所導致的症狀。

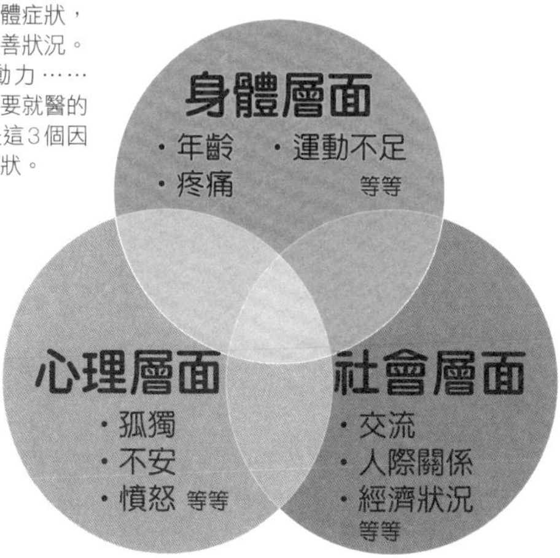

「像我這種人……」容易自我否定的人更容易漏接求救訊號

當出現肩膀僵硬、背痛等不適症狀時，多數人會認為是因為電腦使用過久，或提重物等身體層面的原因，但其實**肌肉緊繃與不安、恐懼、焦躁、不悅等心理因素息息相關。**

以50多歲女性顧客為例，她持續在整復院中接受治療，並在健身房調整狀態，身體狀況也逐漸好轉。然而有一天在家中休息時，突然有東西從架子上掉落，發出了巨大聲響。她被聲響嚇到，自此後就一直處於不安狀態，害怕有東西會突然掉落。即使以徒手治療和電療治療肩膀僵硬與腰痛的症狀，仍無法解除緊繃。我覺得奇怪，便詢問她是否發生了什麼事，她才告訴我這段恐怖的經歷。由於她一直害怕東西再度掉落會發出巨大聲響，導致身體處於緊繃狀態，因此發出了疼痛的求救訊號。

敏感的人五感較為敏銳，對周遭任何微小的聲音、味道和光都相當敏感。雖然這種人的觀察力較強，但由於太過在意他人的想法，較容易感到疲憊。

面對敏感並且較容易不安的客戶時，適時告訴他們「沒事的」，並給予陪伴十分重要。而在接受心理照護後，這位女性客戶的疼痛狀況也慢慢消失了。

請大家試著想像，你的腦中有一個儲存壓力的籃子。舉例來說，新冠肺炎時期「說不定會確診」、「說不定會有生命危險」等，**各種不安與恐懼的想法會轉化為壓力，被裝進籃子裡。除此之外，日常生活中令人煩悶的事，也會累積在籃子中。然而這個籃子的容量有限，當壓力累積超過一定的量，就會滿溢出來，並轉化為疲勞和無力、疼痛等警訊。**無論籃子太滿或太空都容易出問題，因此將籃子維持在適中的狀態非常重要。定期清理承裝壓力的籃子，騰出空間，是解決不適的關鍵。

據說大腦每秒所接收的資訊量為4000億bit，而我們只能處理其中的

2000bit。最理想的狀況，當然是只汲取對身體有益的資訊，然而事與願違。該如何提高這4000億分之2000bit之中有益資訊的佔比，與我們是否能維持健康的心靈至關重要。

較為敏感的人，由於接收到過多的刺激，比一般人更容易累積壓力，也容易因想太多、不善表達想法，或緊張而無法發揮能力，進而自我否定。**其中不乏許多努力、認真，並且對自己相當嚴苛的人，這類人容易羨慕他人，總否定自我，認為「自己不配」，甚至還會逃避面對自我，也不願承認自己的身體出現異狀。**當他們終於承認自己身體有狀況時，通常壓力的籃子早已裝滿，身患重病。

由於想太多的緣故，有時只是稍微咳嗽就懷疑自己確診了；腰、背疼痛時則懷疑自己的內臟長了什麼不好的東西。由於什麼事都容易往負面去想，讓不安滋長。

只要平時多了解自己的身體，知道自己的正常體溫、血壓、脈搏，當發生什麼事時，就能處變不驚。除此之外，也應多了解自己的活動力，例如若不知道自己的手能舉到什麼高度，當手舉不太起來時也很難察覺，容易錯過不適的徵兆。

再次提醒，包含身體上的問題在內，希望大家都能正視自己的身體。

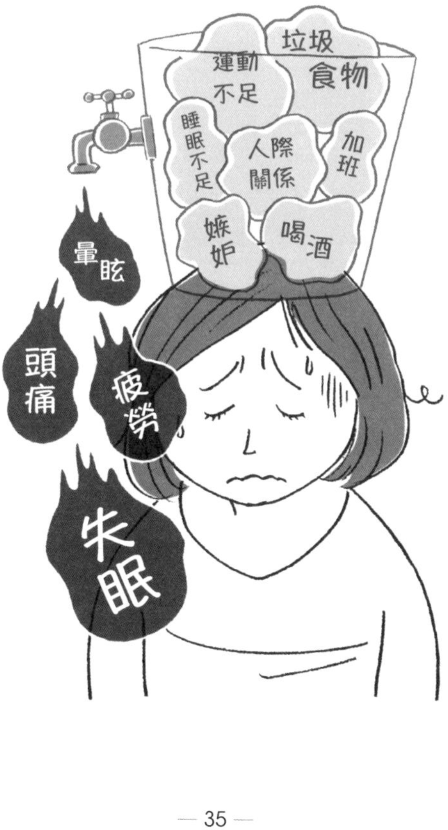

過去累積的不健康習慣造成現在的身體狀況

「人如其食」是一句大家都耳熟能詳的話，而正如這句話所說，**現在身體所有感到的不適，都來自於過去的所做所為。**吃了什麼、睡得夠不夠、是否有活動身體等等，以及眼睛、耳朵、皮膚所接收的所有資訊、刺激，都造就了現在的身體，可說是過去人生的佐證。

其中又屬肌膚和髮質的狀態，最能清楚反映好壞資訊對身體造成的不同影響。若持續以正確的方式照料，就能擁有充滿光澤的肌膚與髮質；若用力搓洗、營養攝取不均衡、睡眠不足的話，則會讓肌膚和頭髮變得乾燥不已，可說是精準地反映出你對待自己身體的方式。

套用在日常動作上又是如何呢？雖然我們從小就被嚴格教育筷子和鉛筆的正確拿法，但你是否曾被教導過正確的站姿與走路方式？多半人應該只會被提醒要「抬頭挺胸」、「走直線」，但鮮少人會得到更詳細的指導。例如若在辦公時長時間翹腳，容易導致身體歪斜，不只身體線條會受影響，也會導致肌肉僵硬和疼痛。大部分的人不了解正確姿勢為何，一路以來都用自己的方式過生活。

想必大家都曾接收過大量的健康資訊，例如應該維持規律的生活、均衡的飲食、高品質的睡眠等，但真正能做出選擇，並且執行的人只有自己。**雖然大腦具備優秀的危機處理能力，但同時也偏好開心、舒服、輕鬆的事，並傾向逃避令人不愉快的事。**

品嚐甜食會讓大腦感受到短暫的幸福，因此會忍不住想吃；用手機看社群軟體和影片很快樂，因此會熬夜玩手機；站立時靠著東西，身體會比較輕鬆，導致重心放在單腳上。比起做正確的事，人類就是會傾向於選擇輕鬆卻不健康的習慣。

會感到不適並非別人的錯，而是自己造成的。只要認知到這點，便是一大進步。

但無需對自己感到失望，**若這些不適是由自己一手造成的，這也表示有能力把自己調整為更棒的狀態，只需要刻意讓大腦讀取好的資訊和刺激即可。**但不可能在一夕之間改變現狀，若能將過去花了許多時間慢慢累積的結果一夜翻盤，根本是奇蹟。重要的是反覆練習，讓身體習慣改變。至於該如何操作，將在PART2說明。

平時運動不足將導致不適的循環

前一段提到導致不適的因素分為身體、心理、社會層面，但導致不適的關鍵原因則會不斷變化。

許多來到本院的客戶，都是因運動不足，導致身體漸漸無法自如活動，最後演變為地板的一點起伏都會絆倒，導致膝蓋痛、腰痛等問題，生活中的許多小事都會感到不適，這就是由於身體因素導致不適的案例。**只要感到疼痛，就會失去外出意願，當活動的機會變得更少，將導致肌力更加衰退，如此一來連日常中的站立、走路等動作都會感到疲累，進而越來越不願意出門，陷入不適的迴圈。**甚至減少與他人的交流，並開始感到孤獨。對高齡人士來說，對話減少甚至會導致聽力衰退，進而否定自己的價值、感到不安，甚至可能引發憂鬱症等心理疾病。

雖然起初感到不適的原因，是因為運動不足的身體因素，但社會、心理問題也會伴隨而來，使我們越來越難脫離不適的迴圈。若到了這個地步，光是對症下藥已無法根治膝蓋、腰的疼痛，必須從當事人的狀況（社會因素）、精神面（心理因素），以及身體狀態（身體因素）等各個層面去對應。

近年，由於**運動機會減少，大腦接收不到運動帶來的刺激，導致平時未使用到的身體功能逐漸衰退。**就像自行車一樣，若放著不騎，會慢慢生鏽無法使用；房子裡若沒有人住，也會漸漸變髒，成為廢墟，這是亙古不變的道理。

假設有一個人在學生時期曾加入網球社，由於當時每天都練習打球，身體會自己接收與網球間的距離，和揮拍的力道等資訊，而大腦將判讀這些資訊，並自然反映在行動上。然而，當相隔20年後想再打網球時，又會是什麼狀況呢？想必追球時腳會打結，還會揮拍落空吧。雖然這與肌力衰退也有關係，但真正的主因在於追球、揮拍的資訊，被深鎖在大腦深處，所以才無法迅速做出判斷。當一個功能長久未使用，我們將失去直覺，也無法順利地控制身體。不過即使一時之間還無法抓到節奏，只要再次接收運動的刺激，便能獲得改善。

這種身體和大腦的落差，不只會發生在動作上。有些人明明很瘦，卻認為自己很胖而過度減肥，這也是一種自我認知和身體之間的落差。拍照時愛使用修圖軟體的人也要多留意，將照片修得過度理想化，與原本的外貌有過大落差時，將使大腦中產生印象上的落差，甚至導致心理疾病。

在前言中所提到的田畑小姐，也曾有一段時期因強烈的不安和運動不足，讓她的自我認知產生落差。在未去醫院的幾個月中，身高158公分的她，雖然體重已掉到39公斤，在照鏡子時卻無法準確判斷自己的胖瘦。想必是因為暈眩導致身體無法依照自我意志活動，讓大腦未受到運動刺激，使她無法客觀地評估自己的狀況吧。

與20年前維持相同體型與體重的人更應留意

現代人其實長期處於運動不足的狀態，由於有電車、汽車等方便的交通工具，我們漸漸失去長程步行的機會；車站與商業設施中設置手扶梯與電梯，讓爬樓梯的機會也變少；網路的進步，使我們就算不出門也能購物，甚至是談生意。由於新冠肺炎疫情使ＩＴ基礎設施迅速發展，這個時代就算待在家裡，也幾乎能辦到所有的事。

我認為，蹲式馬桶變得越來越少，也是下半身肌力衰弱的原因之一，蹲馬桶的動作就有如深蹲，等於在過去每天都會做2到4次的深蹲動作。現在只要按個按鈕，掃地機器人就會自動吸塵，省去擦地、掃地作業。**當這些在昭和時代每天必做的動作減少，想當然會造成運動不足，使越來越多人因身體層面問題而感到不適。在這個時代，必須適度活動身體，才能養**

成足以應對生活的身體。

不知大家是否聽過「肌少型肥胖」這個名詞呢？也許說「隱形肥胖」大家比較能理解。這是一種由於運動不足與年齡增長，導致肌肉量減少以及高體脂的狀態。其中，又屬20幾歲後衣服尺寸就沒變過的人更需要留意。**因為雖然肌肉和脂肪的比例改變了，但體型卻沒任何變化，因此難以從外觀察覺肌少型肥胖的問題。**由於不需要運動就能維持在同一個體型，因此更容易忽視肌力衰退的事實。

肌肉量減少而脂肪增加，容易罹患高血壓、糖尿病等慢性病，運動功能衰弱也提高跌倒的風險，其中甚至有些人因跌倒受傷，從此臥床不起。雖然普遍認為肌少型肥胖是65歲高齡人士的專利，但最近年僅20多歲就罹患肌少型肥胖的人有增加的趨勢。因此請務必記得，無論年齡長幼，只要運動不足就會讓肌力衰退，可能進而導致未來無法正常地過生活。

若抱持著「等有精神後再運動吧」、「我不擅長運動」等拖延的態度，就難以脫離不適的迴圈。請大家放心，提升肌力不一定要靠辛苦的訓練。正如在前言所說，**我們只需要微運動即可。**跟著PART 3、PART 4中介紹的方法**正確活動，接受有益的刺激，身體一定會有所改變**，所以請別在開始前就放棄。

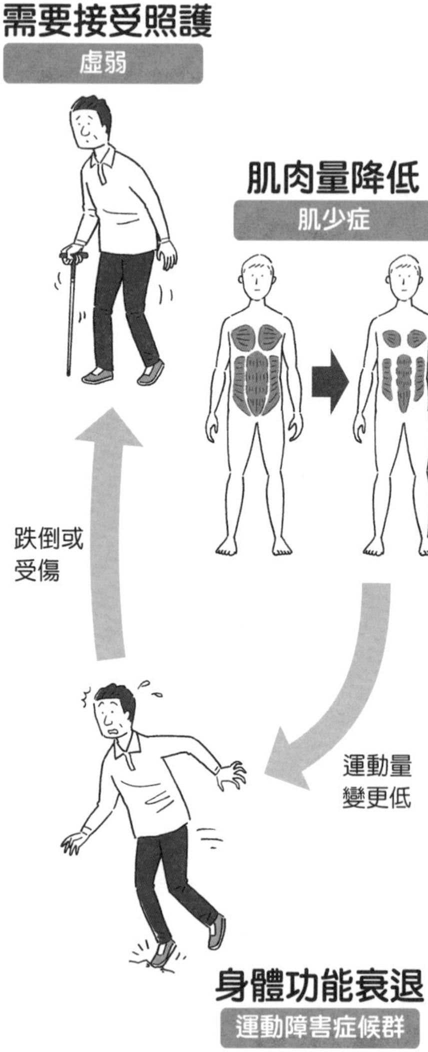

40歲 臥床或延長健康的年齡分水嶺

運動不足、肌力衰退，和大腦、身體出現落差等，所有可能導致不適的原因，在年過40歲後都將變得更加明顯。即便認為自己「還年輕」，事實上身體狀況卻走下坡。根據日本老年醫學會的報告（2010年）指出，**過了20歲後，下肢肌肉會大幅減少。**而**年過40歲後，全身的肌肉量都會一口氣衰退，退化的速度也會加快。**若不活動，肌力只會不斷降低。所以請大家先認清現實，我們已經無法再靠年輕戰勝一切了。

來本院求診的患者之中，以40多歲的人佔絕大多數。在女性之中，更年期較早到來的患者，常因肩頸僵硬、頭痛、暈眩、手腳冰冷、沮喪等各式各樣的不適而來本院商量。其中也有些患者未發現自己的更年期症狀，以為自己只是因為工作和家事而感到疲累，太過操勞累壞了身體。

有些患者則是在健檢時，得知自己是代謝症候群的潛在患者，急急忙忙加入健身房，並突然開始從事激烈運動，最後導致膝蓋、腰部疼痛而來求診。

有些患者明明和30歲時做著一樣的工作，表現卻變差因而深受打擊。由於40幾歲正是開始被賦予重責大任的年齡，許多人在高壓之下心理無法承受，而來本院求助。

近年來，高齡產婦增加，許多人直到40歲左右才開始生兒育女，無論男女，很多人在抱小孩時會感到腰痛。在參與幼稚園和學校活動時，則會為了展現最好的一面拼命表現。然而想像與實際身體功能有落差，導致跌倒受傷，一旦發生過危險的狀況，大腦就會下指令要我們避開危險的行動，導致身體長時間出力戒備，呈現緊繃的狀態。因此許多人明明什麼都沒做，卻感到肩頸僵硬，長期感到不適。

若能在40幾歲時，就察覺「再這樣下去不行」，並展開行動、整頓身體，就能迎來生龍活虎的50、60歲。

反之，對自己的身體過於有自信，認為「自己還年輕，照過去的方式過生活就行了！」的人，反而容易在50歲的時候生大病。

不過沒關係！從今天起，你將有所改變。**若什麼事都不做，肌肉就會衰退，但無論幾歲都能開始鍛鍊。只要鍛鍊，就能免於衰退危機。**大家只需要好好了解自己的身體，審視過去的生活習慣，並學會正確的動作即可。

現在拿著這本書的你，正站在分岔路口，而你想要什麼樣的未來呢？

專欄 1

身處能輕鬆獲得資訊的時代
更要避免被資訊欺騙

現代和過去只有報紙和電視的時代不同，由於網路普及化，我們能接觸到大量的資訊。一有時間就能拿起手機，看看社群網站或新聞，說不定有些人還有網路成癮症。

與健康息息相關的資訊，想必也深受大家歡迎，只要搜尋症狀，就能立刻蒐集到病名與治療方式。

然而，並非所有資訊都正確，其中不乏不實謠言與假新聞，一般人其實不容易從中辨認正確的健康資訊。

例如，搜尋「頭痛、想吐」時，很難從出現的結果，判斷自己到底是「偏頭痛」，還是「可能是腦腫瘤及蜘蛛網膜下腔出血……」，因而陷入不安。即便是搜尋的動作，都可能引起新的不適。

此外，印記學習是很恐怖的事情。

「因為低氣壓接近，我覺得頭昏昏沉沉的。」

「因為氣溫下降，所以我的關節很痛。」

這就是最近常說的氣象病，天氣預報也會喚起注意力。各種研究中發現，氣壓變化可能導致自律神經失調。為維持生命，人體具有體內平衡（恆常性）的機制，輕微的氣壓變化並不會造成身體太大的狀況。但若氣壓急速降低，身體無法應對，就會出現頭痛暈眩、關節疼痛等症狀。不過專家之間各自有不同的見解，其中也有人認為氣候變化與疼痛之間並無關聯性。

那為什麼氣壓下降時會感到頭痛呢？其實說不定是因為在小時候，曾聽爸媽說過「雨天身體真疲倦」、「下雨前容易頭痛」，也可能是因為曾在電視或雜誌看過「改善低氣壓帶來的不適」特輯等等。因此，大腦將過去讀取過的資訊，以疼痛的形式輸出，但其實只是我們先入為主的觀念。

正因為處於能輕易獲得資訊的時代，更應該學習如何不受旁人左右，懂得取捨真正需要的資訊，才是保持健康的秘訣。

說不定在沒有電視及網路的地方生活，就會發現不適和疼痛一一消失，能夠健健康康地生活。

PART 1　總結

●疲勞、不適與疼痛，是大腦從身體資訊判讀到危險所發出的警訊。

●不適並非由單一原因造成，而是由「身體層面」、「心理層面」、「社會層面」等綜合因素導致。

●現代人由於運動不足導致肌力衰退，容易出現身體不適。

PART 2

「將壞習慣改成好習慣」從日常生活改變觀念

不依賴動力，脫離「不健康習慣」的訣竅

無需進出健身房
透過微運動改變身體

正如PART 1中所說，我們現在的身體，是透過攝取、接觸、聞到、聽到的事物，以及接收到的資訊及刺激所累積而成。

與宣告「我從今天起開始減肥！」不同，人類並不會特意表示「我要從今天起開始，做一些會讓身體感到不適的事」，即使不刻意努力，還是會不知不覺養成容易出現不適的身體。

不過照這個脈絡來看，健康的身體同樣能靠自己打造。

想改變日常生活中累積的不健康習慣，就需要從日常生活開始著手。畢竟肩膀內旋、腰椎前凸等，並非特意去健身房練成的，反而是因翹腳坐姿、脖子前傾等小小的壞習慣累積而成。若想改變壞習慣，只需要稍微改變意識與想法。**稍微改變意識與想法，將正確資訊烙印在大腦中，即使不特別做運動，也將改變身體的使用方式。**

過去提到調整身體狀況時，是否有人建議你做仰臥起坐、深蹲、棒式等動作，來鍛鍊身體呢？當然，強健的體魄有益於生存，但只要透過一些日常的微運動，便足以鍛鍊身體。

我的許多客戶都有疼痛問題，因此無法做重訓。其實只要養成習慣，學會正確的身體使用方式，以及正確的日常動作，迅速起身和昂首闊步等動作都將不再是問題，並且可以感受到活動身體的樂趣，自然而然提升動力。

重要的是別把這一切想得太難，先做做看就對了。

改變想法只需1秒，而你的身體將隨之變化。

不健康的習慣

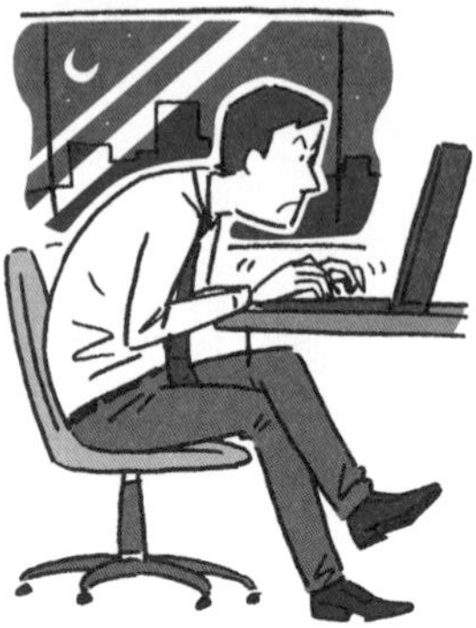

以脖子前傾的姿勢長時間辦公，容易導致姿勢歪斜、自律神經失調。

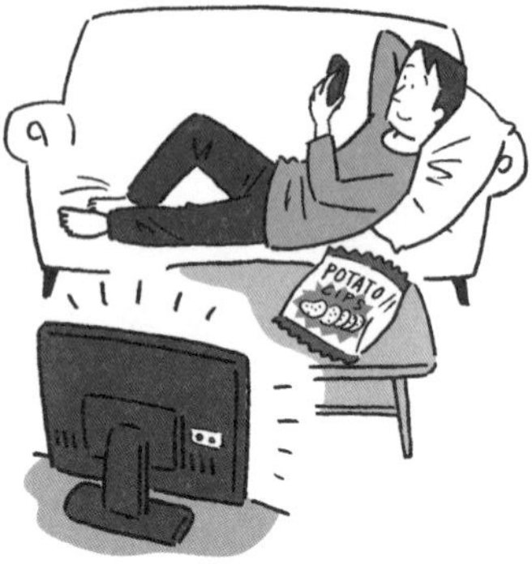

直至深夜仍攤在沙發上，邊吃零食邊玩手機，容易導致姿勢歪斜及失眠。

健康的習慣

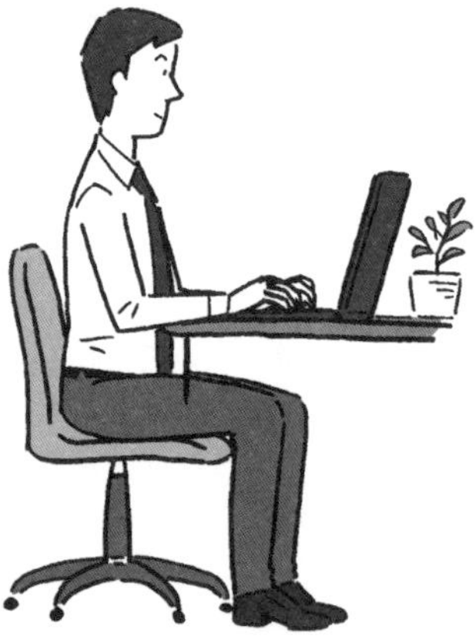

辦公時挺直腰桿，適度休息、喘口氣。詳細內容請見P122。

出門時選擇不搭手扶梯，改走樓梯鍛鍊下半身。詳細內容請見P120。

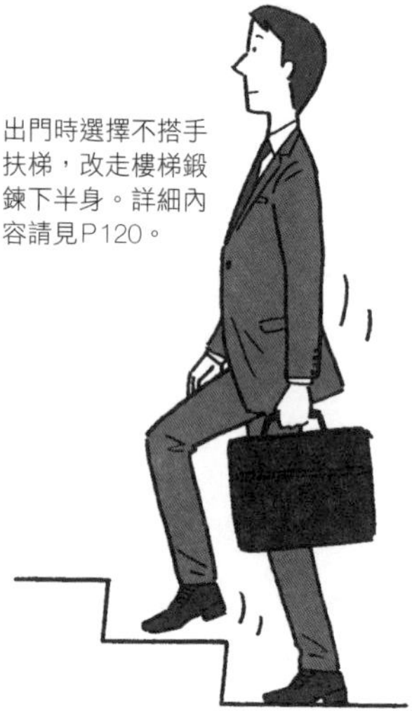

不需充滿幹勁 先跨出第一步再說

簡而言之，運動就是一種不持續做，就容易放棄的事。該如何習慣它，脫離不健康的狀態，是我們永遠的課題。

所謂的習慣，就是不需要特別努力，做起來非常自然的事。

本書中所介紹的微運動習慣，都和刷牙差不多簡單。而刷牙就是小時候被父母督促，即便心不甘情不願，仍會自然而然去完成的習慣。**然而，無論是多小的事，只要不按部就班地做，就很難變成習慣。**

「我就是沒辦法反覆做，無法持續啊……」

希望解決不適的人，應該都曾試過各式各樣讓自己變健康的方法吧。雖然一開始總是充滿幹勁，卻無法維持士氣，最終選擇放棄。

想養成習慣，必須試著改變過去的想法。

正如「習慣成自然」這句話，**我們會自然而然地學會平時反覆做的事，就像天生就擁有這項技能一樣。**

人會越做越好，也會越有成效，這叫做SAID原則（特殊適應原則）。

沒錯，這表示**只要去做就辦得到，不做就永遠學不會。**

我也常常教別人打棒球和高爾夫，常有客戶問我「該怎麼樣才能快速進步呢？」答案非常簡單，那就是「練習」。我並不是提倡毅力的重要性，即便每天揮棒或揮桿10次，只要持續下去，總有一天能學會。這正是SAID原則，「人會想辦法適應被賦予的任務」。

請試著回想小時候的記憶。

為了學會騎腳踏車，跌跌撞撞不斷練習，最終學會騎車的過程。

還有每年運動會時學習新舞步的過程。

即使長大成人，只要花時間練習彈鋼琴和吉他等樂器，便能有所進步；電腦和手機的操作也是從頭開始學習的。

當然，這之間還是有高下之分，但不踏出第一步，就永遠學不會。

「只要試了就做得到」是句有如護身符般的話，即使缺乏幹勁，也能持續努力下去。不僅能給予大腦安心感，也能產生自信。停止再把個性懶散和士氣低落當作藉口，試著改變自己的想法吧！

以不需努力為前提小事也能累積成習慣

想養成習慣，必須先了解大腦的特性。正如前面所說，**大腦並不擅長接受巨大的變化。**因為大腦會為了維持生命，而判斷狀況是危險還是安全。由於維持現狀是較為安全的做法，因此大腦接收到新資訊時，會發現「怎麼跟之前不太一樣」，進而踩下煞車反抗。所以若想吸收新事物，勢必得和過去的習慣抗衡。因此當變化越大，大腦就會越努力抵抗，導致三分鐘熱度的結果。

為了盡快達成目標，總忍不住想加大步伐。但應該要耐住性子，慢慢前進。就算降低難度也無所謂，要把難度調整為即便很忙碌或有點不舒服，仍能持續下去的程度。

例如，起床時在被窩中做伸展，起床後打開窗簾，接著立刻喝水、道早安，甚至是脫鞋後立刻排整齊等等。

每天只需持續其中1個習慣，大腦就會建立1個下指令的新管道。就和過去建立的所有習慣一樣，要培養1個習慣，大約需要花40個小時。

若想建立「每天早上散步15分鐘」的習慣，大約需要花160天。**讓健康的習慣，覆蓋過去長時間養成的壞習慣，需要花不少時間。**不是刻意在生活中做出劇烈改變，而是從日常行為中，找出相對容易辦到，對身體來說較為舒適的事情開始做起。

即便是再令人煩心的事，只要多重複幾次

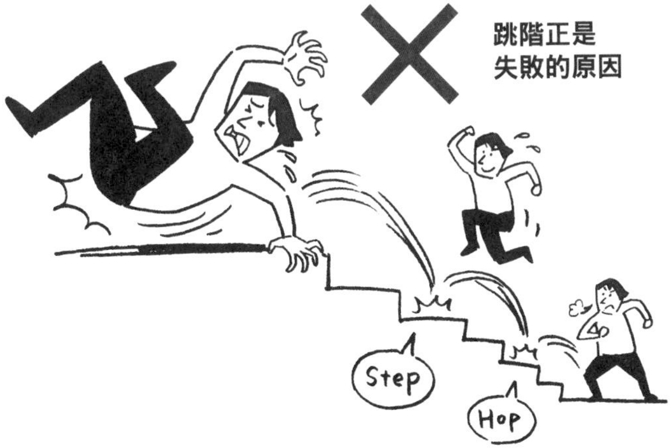

若急於達成目標，而跳階省略過程，將導致大腦和身體追不上速度，容易失敗。

後，不做反而會變得不自在。而只要持續400天，想法就不再是「我必須這麼做」，而是像刷牙一樣，能在不知不覺中完成。

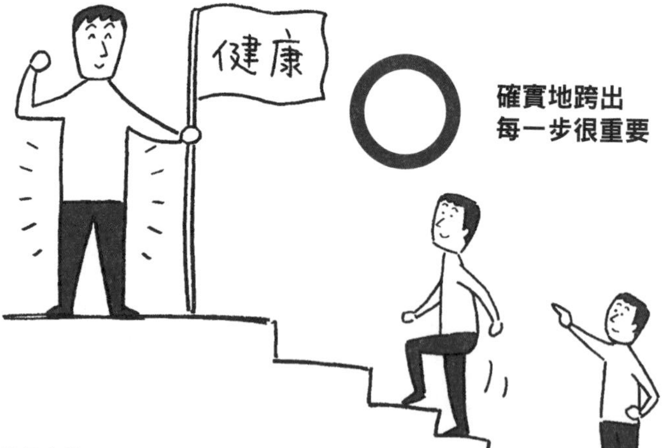

即便步伐不大，但一步一步慢慢前進，能讓大腦和身體習慣，養成健康生活的模式。

細胞會週期性汰換
因此無論幾歲，都有機會改變身體

我們的身體約由37兆個細胞所組成，**細胞也有壽命，我們的身體每天都會汰換部分的細胞。**而從產生新的細胞，到細胞被汰換的過程，就叫做「新陳代謝」。聽到這裡，應該會聯想到「肌膚代謝」的概念吧？肌膚代謝週期約為1個月，但其實其他的器官也都會新陳代謝，定期汰換細胞。身體的器官為維持各自的功能，會將舊細胞汰換為新細胞。

肌膚的代謝週期約為1個月，不過每個部位汰換細胞所需的時間各不相同。關於實際的時間，大家的見解各不相同，但一般而言，腸胃細胞的汰換週期約為3到5天，血液和肌肉細胞為3到4個月，骨頭則是6到12個月。細胞會在我們不知道的時候反覆破壞、再生，讓我們得以擁有能適應外界變化的身體。

當年齡漸長，我們常會把一切怪給年齡，放棄努力。**但聽到細胞會時常更新後，你是否也想試著努力看看呢？**

每個人細胞代謝的速度不盡相同，隨著年齡增長，更新的速度確實會變慢。當新陳代謝週期變長，舊的細胞就會留存，導致老化。若新生細胞少於衰老細胞，就無法維持精力旺盛的身體。

想維持正常的細胞週期，就必須活動身體。即便是我們在睡覺，或是身體不適的時候，細胞仍會持續老化。因此當我們停止活動，將會推遲我們恢復的速度。

因此，透用微運動等級的日常動作維持活動力，從細胞開始改善身體吧。我們今天所做的活動，將會在3個月後轉換為肌肉。聽到這個消息，是否很振奮人心呢？只要跟著做，身體一定會有所變化，先行動再說吧！

人都有負面情緒
從寫出不便與不安開始改變

大家之所以打開這本書，應該都是希望能甩掉過去的不良習慣，培養健康的習慣，因此想先請各位嘗試一件事。

若沒有清楚的目標（目的），就無從擬定策略。無論在整復院還是健身房，我們都會詢問客戶來到這裡的目的。無論想改善疼痛狀況、想增加肌力，或想變健康，都只是達成目的或目標的一種手段。你真正的目的到底是什麼呢？應該是因為在生活中有什麼煩惱、不便、不安，才會想變健康、想增加肌力吧。沒錯，其實你的目的正是解除這些不便與不安，舒適地過生活。

大家在開始運動前，**先試著寫出你的不便吧。**如此一來，便會明白自己該怎麼做，也會更有動力持續下去。

想養成習慣，有3個基本步驟，那就是**①寫出不便與不安②思考該如何行動以解決不便與不安③宣告你的行動並開始實行**。

在實行以上步驟時，若配合「三明治溝通法」將更有效果。一開始先稱讚展開行動的自己，然後找出改善的方式並執行，最後再給自己鼓勵。這其實與工作時常用的PDCA（plain-do-check-action／計畫、實行、評價、改善）循環很相似，設定目標後訂定計畫並實行，然後透過評價與分析來改善課題。但無須把它想像得像工作一般有壓力，請先從弄清楚目的開始做起。也無需逼迫自己正向積極，因為任誰都會有負面的想法。**只要能養成習慣，幹勁就不再重要。**就算有負面想法也無妨，我希望你先展開行動，行動之後，請好好稱讚自己：「你辦到了！」

接下來，我將詳細說明上述的3個步驟。

1 將生活中的不便與不安通通寫出來

這並不是要與他人比較，而是希望能認真審視自己並掌握現況。試著寫出身體上的不適、弱點，或是辦不到的事，以及心中感到不安的事。就算內容較為負面，也無需否定自己，重要的是接受這樣的自己。

例：假日會睡到中午過後。

早上起不了床，總是到最後一刻才到公司。

40歲之後體力大幅下降，很擔心是否有辦法繼續工作。

有暈眩問題而不敢搭電車。

2　思考該如何行動以解決不便與不安

自己假設該如何解除不便與不安，並思考能夠每天持續執行的解決方式。本書的PART 3、4中，將介紹微運動的習慣，若不知道該怎麼做，請從其中選出「自己辦得到」的方式。

例：由於會睡到下午，所以晚上應該提早1個小時睡覺。

為了增加體力，用跨大步走路的方式，從家裡走到車站。

由於淺眠，所以晚上若喝酒，最多只能喝1罐350ml的啤酒。

早上起床後喝1杯水。

試著寫下來

■ 生活中感到不便、不安的事

■ 解決與改變的方法

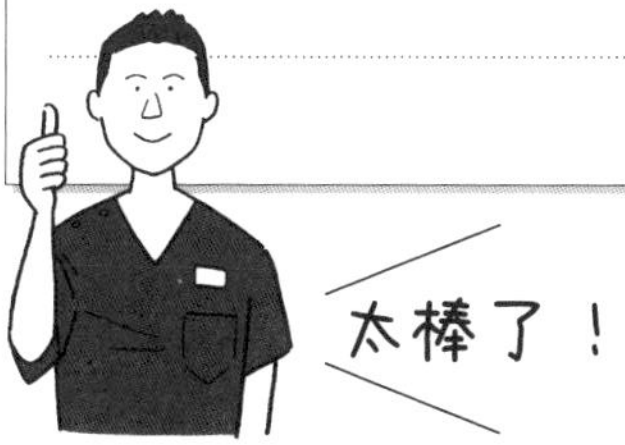

3 對身邊的人做出宣言並展開行動

若只是與自己約定，通常很難有實際作為，因此當下定決心要做一件事時，應在開始前做出宣言，向同住的家人或身邊的人說：「我要從今天開始〇〇」。若直接說出口會感到不好意思，或身邊沒有能告知的對象，也可以寫在紙上，並貼在玄關及廁所等常會看見的地方。像我就會將目標貼在書桌前，並將要完成的清單設定為手機待機畫面。由於非常醒目所以不會忘記，有助於展開行動。

另外，使用社群軟體也是一種方式，可以選擇開設帳號發文紀錄，甚至可以私訊我的Twitter或Instagram，告訴我你的計畫，我會在書的最後留下我的帳號。

做完某件行動之後，不要忘記說「很好」、「很棒」表揚自己。在筆記本上寫下所做的事情，圈出標記或在上面貼上標籤，都是很好的方式。

無法用言語表達也無妨 感到煩惱時先行動再說

大家都寫出目前的不安與不便了嗎？

當有煩惱和感到煩躁時，將想法化為文字是非常困難的事。人在煩惱的時候容易東想西想，試圖解決煩惱，但就算想破了頭，往往仍無法解決，甚至還會陷入負面思考的迴圈中，無法得出結論。你是否也有這樣的經驗呢？在這種時候，非常建議大家可以起身活動一下筋骨、散散步、做幾個深蹲，如此一來，**大腦會將注意力集中在身體的活動上，不知不覺忘卻煩惱。**所以應該要向大腦發出「活動身體」的指令，啟動運動神經迴路。

即便是現在的我，有時早上仍會有「今天有好多會議和討論，好累喔」的負面情緒，此時我都會選擇用跑步甩開負面思考。**從事健走和跑步這種有節奏感的運動時，能促進血清素分泌，產生動力，有助於將煩躁的情緒一掃而空。**

至於不喜歡運動的人，建議可以試試看嚼口香糖，由於嚼口香糖的動作也具有一定的節奏，因此能得到相同的效果。至於微運動的方法，請參考PART3、4。

當意識到活動能讓不安、煩惱，以及負面思考消失，就表示你成功了！這個方法除了能增添自信，煩惱時還能用來整頓心情，進而改善不適。

運用「活動」指令，改變被煩惱佔據的大腦

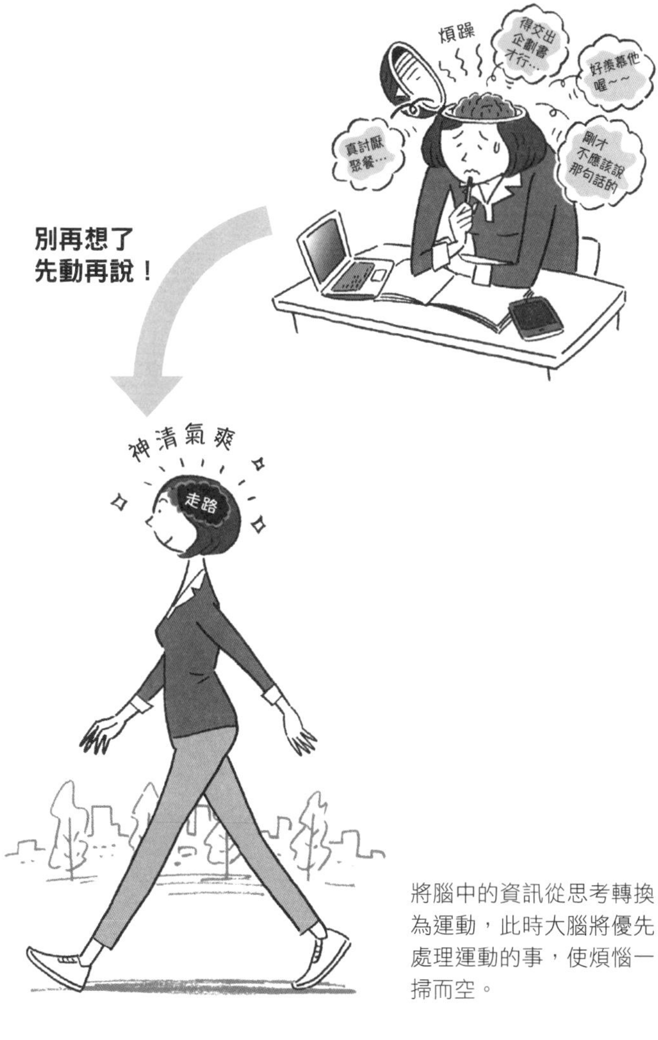
煩躁
得交出企劃書才行…
好羨慕他喔～～
真討厭聚餐…
剛才不應該說那句話的
別再想了
先動再說！
神清氣爽
走路

將腦中的資訊從思考轉換為運動，此時大腦將優先處理運動的事，使煩惱一掃而空。

透過可視化累積成功經驗

將自己的不安、課題，以及做到的事，記錄在筆記或手機中，有益於建立新的習慣。

比起開心的事，人類往往更容易記住負面的事，因此在不知不覺中，承裝壓力的籃子累積滿滿的負面資訊。**因此在一天的尾聲，將當天感到開心幸福或是有成就感的事物，具有正面意義的事記錄下來，趕走不安吧！**

如此一來便能持續累積成功經驗與幸福，1個月後便能獲得大筆的幸福存款。當看見自己原來做了這麼多的努力，也有助於增添自信。只要持續1、3、6個月或更久，就會累積成巨大的財富。

若想更進一步，除了回顧自己的一天，**也可以試著「預祝」，就是先預測行動並記錄下來。**預祝本是一種農業的儀式，用來祈求豐收，是日本自古以來流傳的文化，這是透過預先慶祝，將夢想轉化為現實的方法。許多公司經營階層和運動選手，都會執行這種儀式。

例如，一早就將當天想逗誰開心，或是想達成的目標寫下。記錄時不應只寫下預計達成的目標，而是應該將詳細的內容寫出來，「今天在公司內部的發表會有好結果」、「今天要和○○去最近當紅的餐廳享用△△」……等等。重點在於具體寫下令人開心的事，也可以說是寫下未來日記。

到了晚上再回顧今天，並在完成的事項打圈，就像暑假時參加收音機體操後，會得到獎章一樣，大家也應該幫自己蓋個「做得好」印章。**只要每天反覆實行，就會更容易察覺生活中的小小幸福，讓每天都能過得更開心**，進而減少負面情緒，為壓力籃子騰出空間，也較不容易出現疲勞、不適的症狀，讓身體維持在最棒的狀態。

試著寫下預祝日記吧！

月　　日（　　）

■ 今天想完成什麼事？

■ 完成後的心情如何？

■ 今天想逗誰開心？

■ 該如何讓對方開心？

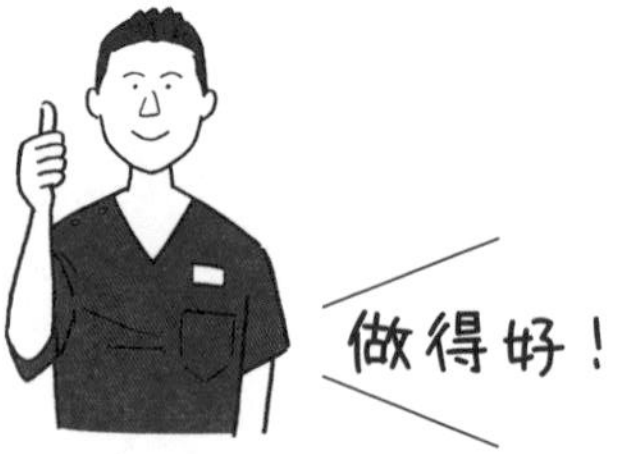

PART2　總結

- 由於大腦不善於應變變化，所以應該從小事做起，讓大腦慢慢習慣。

- 細胞有固定汰換的週期，因此無論到了幾歲，都有機會更新身體。

- 為解決日常生活中的不便，應先試著採取行動。

PART 3

不需要鍛鍊肌肉或練習深蹲

「重心放在腳跟」將改變人生

姿勢與肌力的自我診斷
更了解自己的身體

之所以會進入不適的迴圈中，多半是因為運動不足，以及肌力低落等身體層面的原因（39頁）。要改善不適，最快的方法就是從根本的原因下手。

看到這裡，你說不定已經開始感覺到有些疲累了，要不要先休息一下呢？先放下書本並起身吧，動作的重點在於要用腳跟踏穩地面，如果可以，請專注在腹部的力量。

感覺如何？是否比平常站立時更加輕鬆呢？

這是我的整復院最初教導給客戶的運動。

無論是好幾年沒認真運動的人、沒力氣去健身房的人、太忙沒時間運動的人，甚至是排斥運動的人，都一定能完成這個微運動。若平時不怎麼活動身體，就無法掌握身體的狀態，所以來檢視一下自己目前的身體狀況吧。

確認身體狀況的方法

確認姿勢

總覺得身體很沉重，或是有慢性肩頸僵硬問題……姿勢不良很可能就是導致以上不適的原因之一，所以請先確認自己現在的姿勢。

請試著將背靠牆站立，並將腳跟、臀部、肩膀、頭部貼在牆上，若牆壁與腰間可以放入1隻手掌的厚度，表示姿勢正確。若肩膀與頭部無法貼牆，則表示有駝背問題；腰部與牆壁之間可放入1個拳頭者，則表示有腰椎前凸的狀況；臀部無法貼牆者，則表示腹部往前凸出。

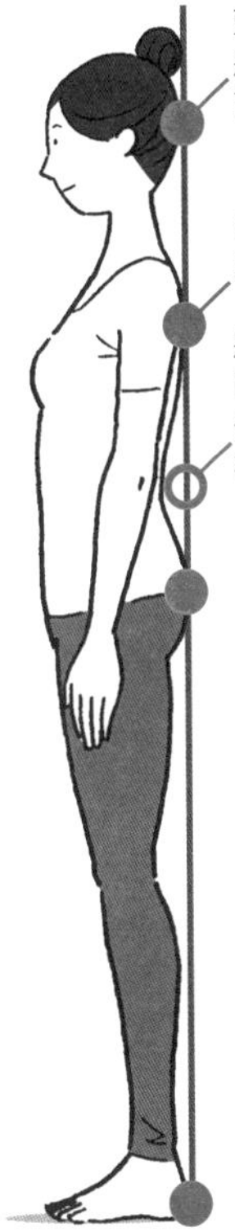

頭部無法貼牆屬於姿勢前傾
肩膀無法貼牆有駝背
牆壁與腰部間可放入1個拳頭有腰椎前凸

單腳站立確認

連在平坦的路上都容易絆倒，或走路速度變慢的人，很可能是因為腿部肌力下降的緣故。可以試著單腳站立看看，確認自己能站立多久。

雙手叉腰，以單腳離地約5公分的姿勢站立，離地腳不能碰到重心腳。無法維持這個姿勢超過20秒的人，代表肌力衰退影響走路，跌倒的風險也增加。雙腳都試試這個動作，確認左右腳的差距。

是否能單腳站立穿襪子，也是測試指標之一。

※請在空曠不滑的地面測試。

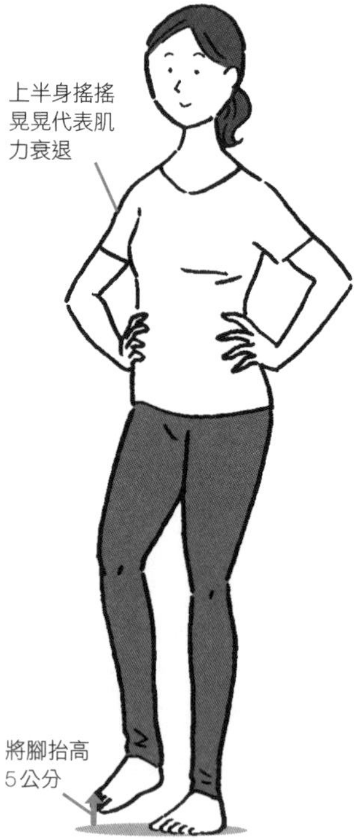

上半身搖搖晃晃代表肌力衰退
將腳抬高5公分

萬歲姿勢確認

頸部至背部感到緊繃、僵硬的人，很可能是因為肩膀周邊關節及肌肉的柔軟度降低。

請試著將雙手舉高，做出萬歲姿勢。將背部靠牆，雙腳與肩同寬站立。腳跟、頭部、臀部靠牆，將雙手舉高做萬歲姿勢。只要能將手肘伸直往上便沒問題，當手無法碰到耳朵，表示肩膀周邊僵硬，容易導致姿勢前傾。

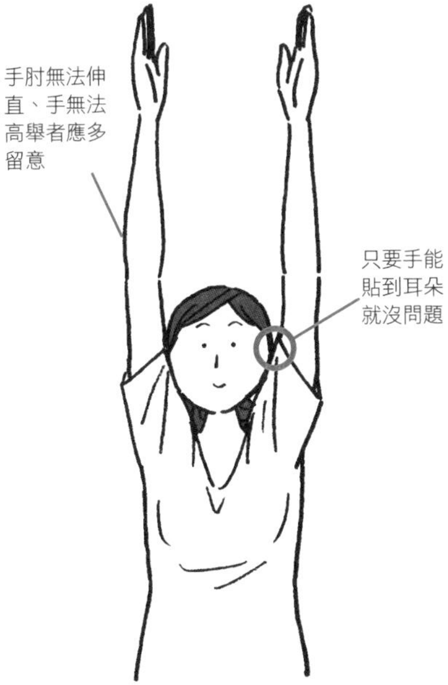
手肘無法伸直、手無法高舉者應多留意
只要手能貼到耳朵就沒問題

前彎確認

當下半身，特別是大腿後側肌肉（大腿後肌）的柔軟度變低、步伐變小，導致跌倒的風險就會變高。除此之外，也容易造成駝背和下腹凸出的問題。

可以透過前彎動作來確認柔軟度，請將雙腳與肩同寬站立，膝蓋伸直，上半身向前彎。若伸出雙手後指尖能碰到地板，就表示柔軟度足夠；若指尖碰不到地板，表示下半身僵硬，需要留意。但當手碰得到地板，腹部卻碰不到髖關節，表示這個姿勢對身體來說過於勉強，導致臀部向後翹，也代表髖關節欠缺柔軟度。

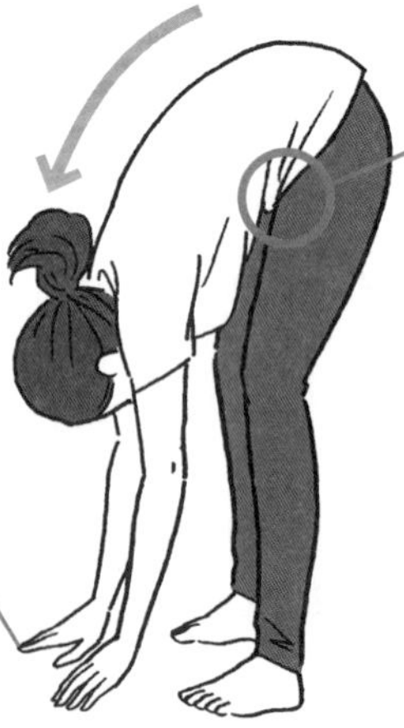
確認腹部是否能
碰到髖關節
手指碰不到地板
欠缺柔軟度

後仰確認

上半身後仰時，腰痛或站不穩的人，很可能是因為腹部肌力不夠，以及大腿前側僵硬。

請將雙腳與肩同寬站立，雙手放在臀部上。肚臍下方不動，上身向後仰。若很吃力才看得到上方天花板，或膝蓋忍不住彎曲的人必須留意。這表示除了腹部之外，臀部的肌肉也不夠強，可能有骨盆傾斜、腰椎前凸的問題。

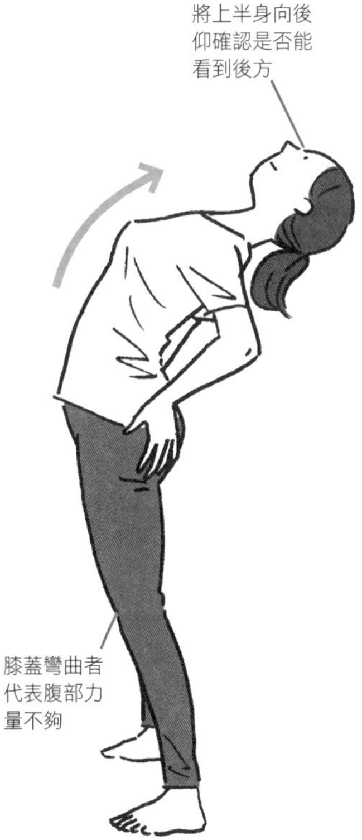
將上半身向後
仰確認是否能
看到後方
膝蓋彎曲者
代表腹部力
量不夠

持續歪斜的姿勢將導致各處不適、疼痛

我每天都會面對眾多客戶，而所有人的共通點，就是只使用到身體前側部分。

脊椎支撐著人體，而支撐脊椎的，則是深層肌肉和大面積的表層肌肉。**一般來說，背部的深層肌肉負責維持我們的姿勢**，但現代人坐著的時間大於站著的時間，習慣將身體靠在椅背上或桌上。當身體前傾辦公的時間一長，將漸漸用不到背部的肌肉，使肌肉在不知不覺中漸漸衰退。

除了工作之外，包括洗臉、洗碗、做菜、吸塵、開車等，**所有家事、育兒、吃飯等動作，也都只需要使用到身體前側的肌肉。因此我們使用背部肌肉的機會變少，所有負擔都將加諸於身體前側。**

智慧型手機出現後，許多人長時間盯著小小的畫面，開始習慣做出脖子前傾的動作，也就是所謂的手機頸，又稱簡訊頸。

請試著回想，你一天會花多長的時間滑手機呢？由於我們只要醒來以後，就長時間維持滑手機的姿勢，**導致不再依循身體應有的使用方式，不再靠背部肌肉維持姿勢，而是學會用不正確的姿勢，將「不良習慣」烙印進腦海中。在日積月累之下，將使身體歪斜，進而發生疼痛、僵硬等不適的症狀。**

當身體不斷承受這些的不良動作，在日積月累之下，會漸漸區分出「常使用的部位」和「不常使用的部位」，導致不再使用原應使用的肌肉，開始以別的肌肉代為活動身體，這種現象稱為「代償」。當原應使用的

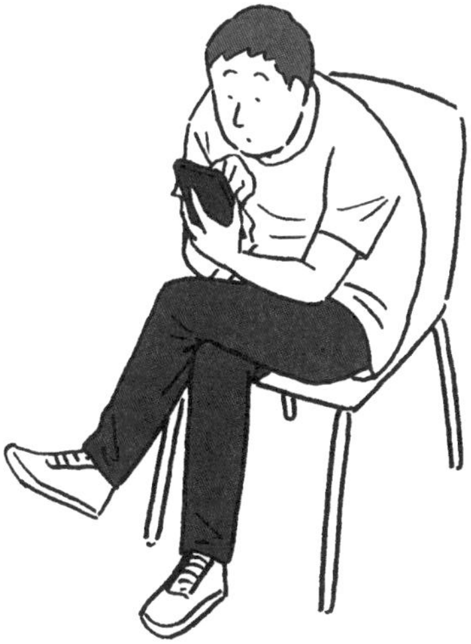

深層肌肉不夠強，要挺直背部時就會感到很不舒服。而前傾和倚靠東西的姿勢也是代償動作之一，特別是當我們呈現前傾姿勢時，會使用到腹部表層的腹直肌。然而由於平時未受足夠的鍛鍊，導致腹直肌容易緊繃僵硬，將會使腹部肌肉緊縮、骨盆歪斜，進而導致不適。

除此之外，代償的肌肉和關節負荷過重，出現僵硬和疼痛的症狀，如肩頸僵硬和腰痛、膝蓋痛等症狀，都是代表性的代償現象。幾乎所有來本院接受施術的客戶，都是因代償動作導致疼痛發生。

大家知道嗎？**人體其實並不是左右對稱的**。心臟位於人體左側，肝臟位於右側，肺則是左右兩側大小不同。人必須在左右不對稱的狀態下維持身體平衡，但根據個人使用方式，可能導致歪斜變得更加嚴重。**由於人體構造限制，重心多半在右邊。但當過度不平衡時，就會導致身體不適。**

看到這裡，也許有些人會好奇「身體原本應有的動作為何？」打從出生以來，就算從來沒有人教過，仍然知道如何活動身體。雖然有「端正姿勢」這句話，**但對於想改善姿勢的人而**

言，比起「端正」，「恢復原本姿勢」的說法應該更為貼切。

事實上，我們都曾經學過該如何正確使用身體，那就是嬰兒時期學習站立、走路的過程。透過從仰躺到翻身，用手腳爬行，鍛鍊背部與體幹，進而能站立行走。在成長過程中，矢狀面（將身體分為左右兩側的解剖平面）會漸漸趨於穩定，並開始能夠活動手腳。雖然小孩的身體小小的，卻能支撐沉重的頭部，同時端正地站著。然而，好不容易學會如何穩定身體，長大成人後卻一下轉換為較舒服的輕鬆姿勢。

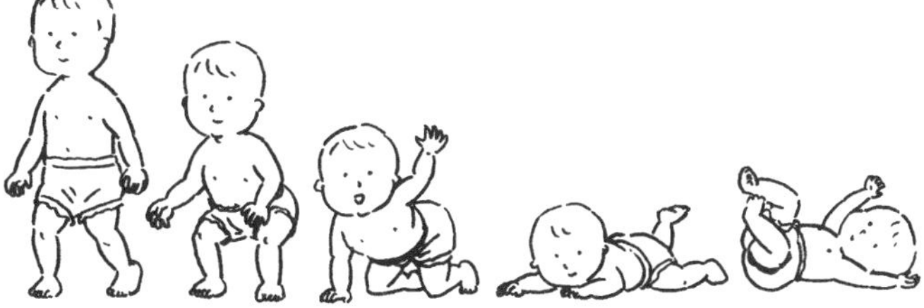

走路 ← 站立 ← 爬行 ← 翻身 ← 仰躺

維持身體穩定的肌力降低將導致骨盆前傾和駝背問題

小嬰兒在學會走路的過程中，從爬行進步到用雙腳步行，腹部的肌肉與背部到臀部的肌肉會迅速發達。其中背肌屬上半身中較大的肌肉，而臀部以下的下半身肌肉則在身體中佔較大的部分，是非常重要的部位。然而正如前述所提，許多人並未使用到人體後側的肌肉，容易呈現前傾的姿勢。特別是女性，由於常穿著高跟鞋，當腳尖呈現站立的狀態，容易在無意識間變為前傾的姿勢，再加上做家事和育兒，使許多人都有身體前傾的問題。

前傾姿勢最大的缺點，就是容易導致骨盆前傾「腰椎前凸」。大家應該或多或少都聽過腰椎前凸這個詞，**當骨盆前傾，骨盆底肌群會變弱，支撐膀胱與直腸等內臟的力量也會變弱。當女性子宮脫垂時，會因內臟下垂導致下腹前凸，使身型走樣。**而骨盆傾斜也是頻尿和漏尿的原因之一，還會因血液循環不良導致水腫和手腳冰冷。**對女性而言，腰椎前凸是造成許多不適的元兇。**

由於名稱是腰椎前凸，可能會把焦點放在腰上，但其實是種肋骨朝上打開的狀態，而肋骨朝上的狀態被稱為肋骨外翻。**雖然被糾正姿勢及走路時，常會有人提醒要「挺胸」，但過度挺胸，反而容易造成腰椎前凸的狀態。**坐著的時候，容易呈現駝背、前傾的姿勢；站立時，則容易發生腰椎前凸。當肋骨過度展開時，會為了避免頭部向後倒，讓腹部向內凹以取得平衡。由於高齡人士背部和腹部的肌力都很弱，因此容易前傾，別說是前傾了，甚至會呈現90度的彎腰狀態，必須用拐杖支撐，才得以在走路時取得身體平衡。

肋骨之所以會向上打開，問題出在呼吸的方法。一般在呼吸時會採用胸式呼吸，吸氣時胸腔會擴張，吐氣時胸部會凹陷。由於呼吸時必須展開肋骨，肺才有空間膨脹，因此肋骨容易向上打開。同時會使用到胸部和肩膀，因此脖子會出力，也可能導致肩頸僵硬與背部緊繃。

人類1天會呼吸約2萬次，因此光是調整呼吸方式，就足以改善姿勢不良的問題，而我也會在本書中解說正確的呼吸方式。

不適的根源——腰椎前凸

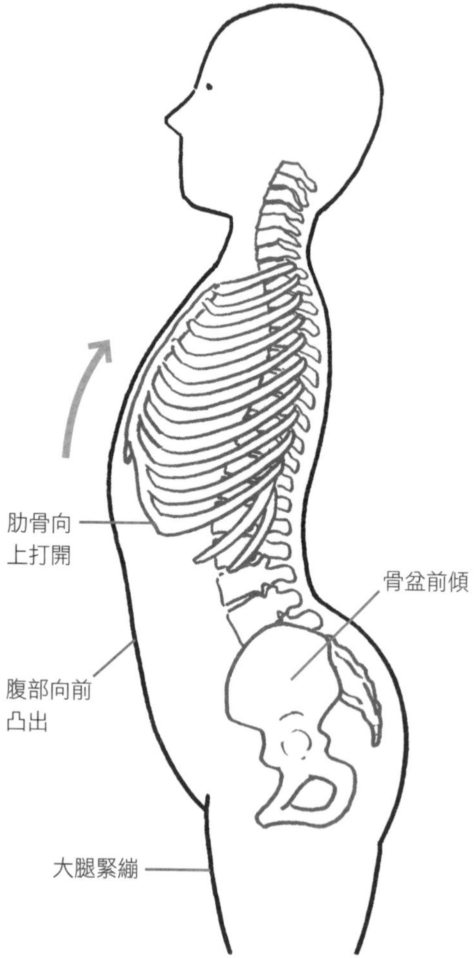

活動時注意3個面向延長身體的使用期限

身體的所有功能，都是為了能最有效率地活動身體而成，但當我們用錯誤的方法使用身體，將使平時較少使用到的部位變得難以活動。手腳活動的機制，是由大腦透過神經迴路傳送「動動手」的指令，再由接收到指令的肌肉反應。當肌肉動作後，身體的感覺接受器將捕捉身體的動作、位置和力道，並將資訊傳至大腦。因此，活動身體也能活化神經傳導功能，若長期疏於做某個動作，則會使神經傳導功能衰退。**必須定期告訴身體各個部位「該活動囉」，不然將使運動功能降低，難以活動。**

最理想的狀態，當然是能運用到身體的所有功能。但事實上，一般日常生活通常只會用到身體的前側部位。雖然我們常常前傾，卻很少往兩側倒或扭轉身體，久而久之，大腦會認為應該不會再使用到某些部位。當突然做平時不常做的動作，身體會感到疼痛，是因為大腦與肌肉忘記那個動作了。大掃除或搬家時，之所以特別容易閃到腰，正是因為我們突然做了平時不常做的動作。而當長時間維持同樣的坐姿，卻因突然改變姿勢而感到疼痛，也是因為大腦和肌肉沒預想到那個動作而掉以輕心。

人的身體有3個面向，關節會沿著這些面向活動。將身體分為前後的叫做「額狀面」，分為左右的是「矢狀面」，分為上下的則是「水平面」。額狀面負責身體橫向的活動，像是伸展腋下以及揮手的動作；矢狀面負責前後的活動，像是鞠躬、前彎、後仰的動作；水平面則負責扭轉，例如回頭動作。健身房中的訓練，幾乎都是為了鍛鍊體幹所設計，因此多為活動矢狀面的動作，雖然也會深蹲、舉啞鈴，但幾乎沒有扭轉身體的動作。而我的健身房設計的健身課程，則顧及所有的面向，致力打造不容易受傷的身體。希望各位在運動時，能多留意這3個面向。

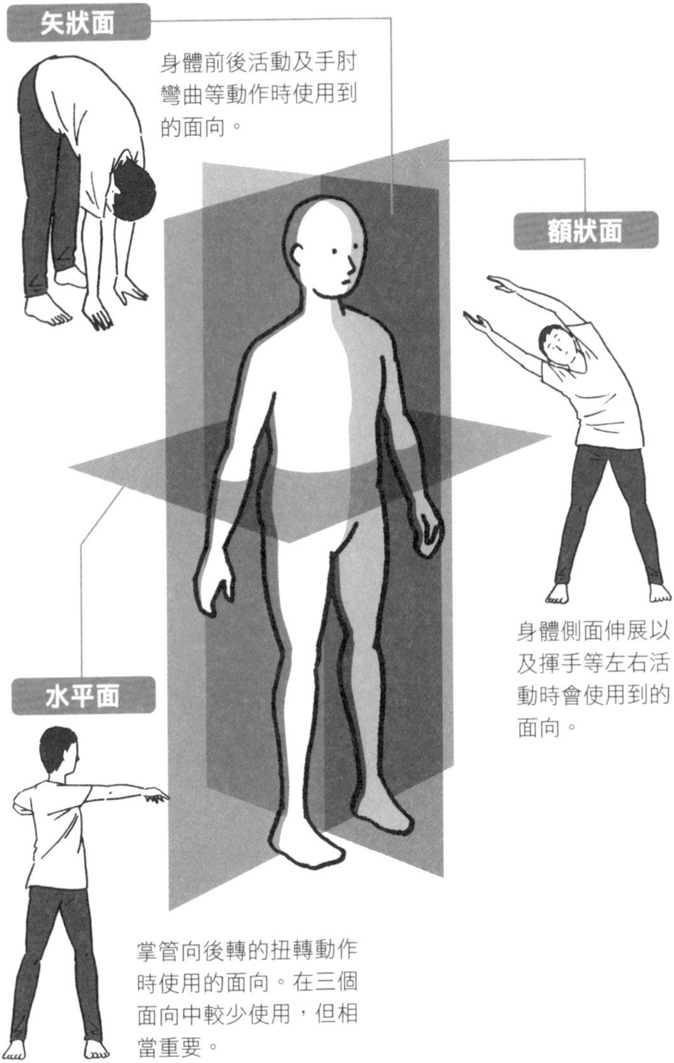
矢狀面
身體前後活動及手肘彎曲等動作時使用到的面向。
額狀面
身體側面伸展以及揮手等左右活動時會使用到的面向。
水平面
掌管向後轉的扭轉動作時使用的面向。在三個面向中較少使用，但相當重要。

就算只是在正常生活
身體會為了保護頭部而變得緊繃

大腦會為了維持生命而發出指令，是最需要保護的部位。頭部的重量約佔體重的10%。例如當體重60公斤時，頭部則約為6公斤，可以想像為1顆保齡球。

為了支撐沉重的頭部，脊椎呈現微微S型曲線。若為了貪圖輕鬆，長年處於不良姿勢，再加上運動不足使肌力下滑，導致S型曲線的彎曲幅度變得過大或過小，使身體的歪斜。一般而言，S型曲線能分散頭部的重量。當曲線變形，將使重量集中在腰部，因此更容易腰痛。並且為了避免頭部晃動，離頭較近的肩頸、下巴，會代替力量變弱的體幹（深層肌肉）出力支撐。**而肩頸僵硬、緊咬臼齒等症狀，都是體幹不穩定的表現。**

年過40歲後，若不做任何努力，肌肉量就會不斷下滑，導致身體變得較不穩定。加上久坐，以及方便的代步方式增加，使走路機會減少，**髖關節的活動範圍也變小。而為了避免跌倒，步伐在不知不覺中變得越來越小，並拖著腳走路。**常會看到穿著高跟鞋的女性用小碎步走路，使整個身體都跟著上下起伏；男性則是由於肚子周圍產生脂肪，使肋骨呈現展開狀態，導致走路的姿勢看起來很傲慢。另外，肌力衰退將導致負責抬腿的髂腰肌跟著衰退，無法大步行走。最近也有人邊走路邊滑手機，走路姿勢則是駝背嚴重並且步履蹣跚。**即便沒有真的絆倒或跌倒，但由於肌力和可活動的範圍變小，導致大腦會為了確保安全，而下令縮小步伐。**

即便平時沒有特別注意，當下雨和下雪時地板變滑，步伐變小的狀況就會特別明顯。由於害怕跌倒，身體會變得緊繃，導致聳肩並且拖著步伐的走路姿勢。

若在第79頁確認姿勢的環節，發現單腳站立不到20秒，身體就左右搖晃不穩，表示體幹和臀部至大腿後側肌群的肌力衰退。當體幹難以支撐，身體會為了避免讓頭部搖晃，使用其他肌肉來保持平衡。如此一來，將導致姿勢不良，走路時也會出現代償動作，拖著步伐或小碎

為了讓身體姿勢正確穩定站立時應將重心放在腳跟

再次重申，為保護頭部，身體必須維持穩定，為避免頭部過度晃動，打造堅實的基礎非常重要。**體幹是身體的根基，未正確使用身體以及運動不足的人，體幹較為脆弱。**由於身體中心部分的肌肉衰弱，站立時會因疲累而想坐下或找東西倚靠等等，難以維持站立的姿勢。坐下時也會採取較為輕鬆的駝背姿勢，或靠在椅背上，導致身體的歪斜更加嚴重，肌肉和關節的活動性變差，進而出現疼痛，難以脫離不適的迴圈。

許多人以為鍛鍊體幹只能靠重訓，但請大家先試著改變過去的刻板印象。

一起來做個實驗。

先不要想太多，站著並看你的手機，這時脖子和頭部應該處於向前傾的狀態。接著請將手機拿到臉的高度，然後將頭慢慢往後移。

此時為了避免讓身體向後傾倒，你的腳跟會瞬間出力，接著你的腹部也會自然出現力量。**當腹部出力變硬時，就會提高身體的穩定度，這就是所謂的「將重心放在腳跟」。**

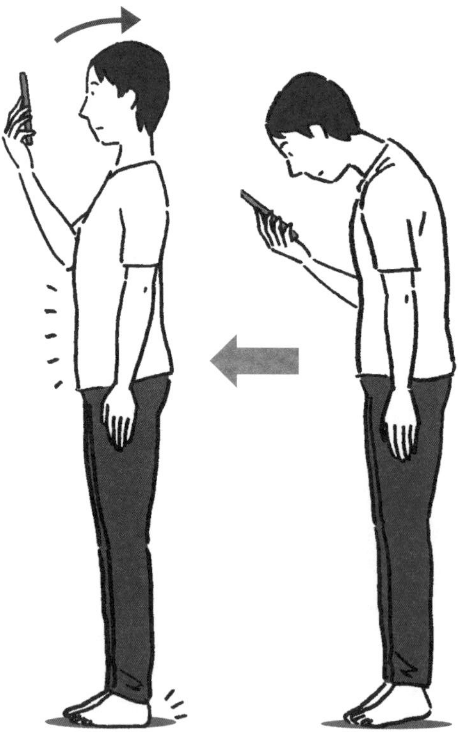

為什麼將重心放腳跟，會使腹部出現力量呢？那是因為現代人多半習慣前傾姿勢，也就是習慣將重心擺在身體前方。**正常來說，耳朵的位置與腳踝在一直線上，腳跟併攏才是正確姿勢。**透過將前傾的頭部慢慢往後移，能伸展緊縮的前側肌肉，讓腹部出現力量。前傾的姿勢會產生代償動作，使腹部淺層肌肉收縮，進而拉扯到背部，導致僵硬。

站立時，只有腳底會接觸到地面。**當建築基地不穩，就會倒塌。而身體也是如此，只要身體與地板的接觸面不穩，就無法維持身體穩定。**如同腳趾未貼地或踮腳尖時，身體會產生搖晃。因此**腳底在支撐身體方面，扮演著很重要的角色。**

要讓體幹維持穩定，維持正確姿勢，重點在於與地面接觸的部位，接地面稱為「固定點」。起立時，腳底便是固定點；坐下時，則是臀部及腳底。

當腳底這個固定點穩穩接地時，自然會使用到大腿後側肌群，讓體幹出現力量，得以維持正確姿勢。只要正確使用一塊肌肉，其他連動的肌肉也會跟著正確活動。

請大家再試著站一次，**除了腳跟外，也請注意大拇指和小指根部。此時你是否感覺到背肌得以伸展，腹部自然湧現力量呢？**

請試想相機腳架的模樣，即便不是放置於平坦的地方，還是能靠3個定點，穩穩地支撐沉重的相機。因此只要將重心放在腳底的3個定點，便能穩穩站立。只要身體的基礎穩了，就不再像過去一樣，必須耗費多餘的力氣穩固身體，恢復身體原本輕鬆的姿勢，也就是正確的姿勢。

站立時站穩腳底

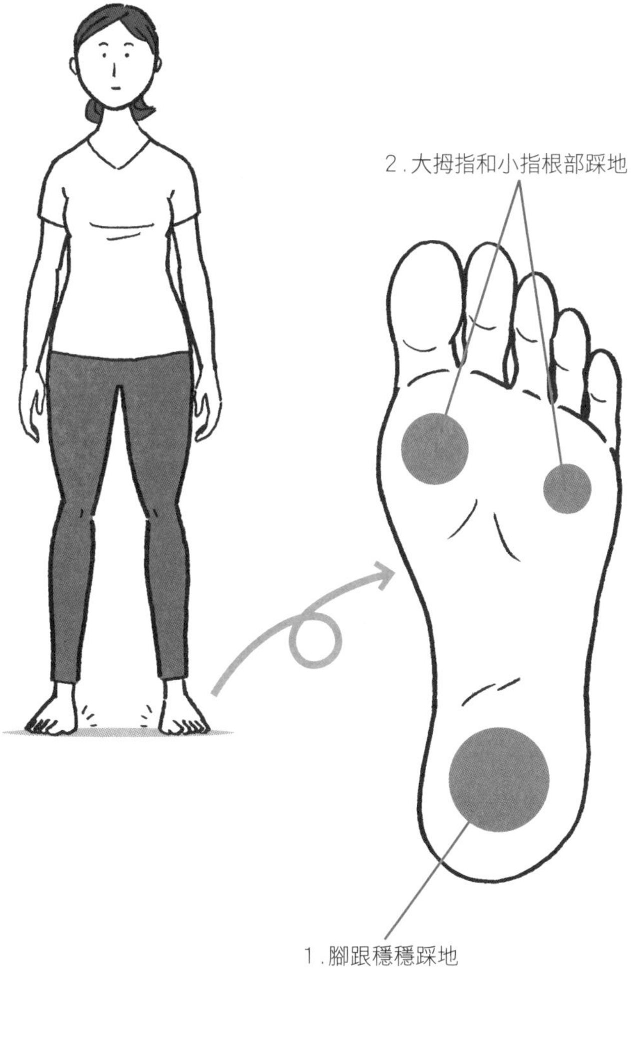

站立時「重心放腳跟」就能改善姿勢、收緊身體

交通機構的發達，以及完備的步道……**使得現代人充分運用腳底板走路的機會減少。**正如第95頁中所提及，越來越多人走路時會拖著步伐，以小碎步走路，如此一來，便會減少腳底板的使用機會，也是造成身體功能衰退的原因之一。特別是當女性穿著高跟鞋，會呈現踮腳走路的狀態，更不會使用到腳跟。

當走路時重心放在腳尖，容易使骨盆前傾，導致腰椎前凸。大腿前側也會出力支撐身體，導致大腿前側緊繃，使身型走樣。除此之外還可能導致膝蓋承受過大的壓力，出現疼痛狀況。此外，由於腳跟無法著地，也無法順利跨出步伐，導致腳不聽使喚。

重心放腳跟

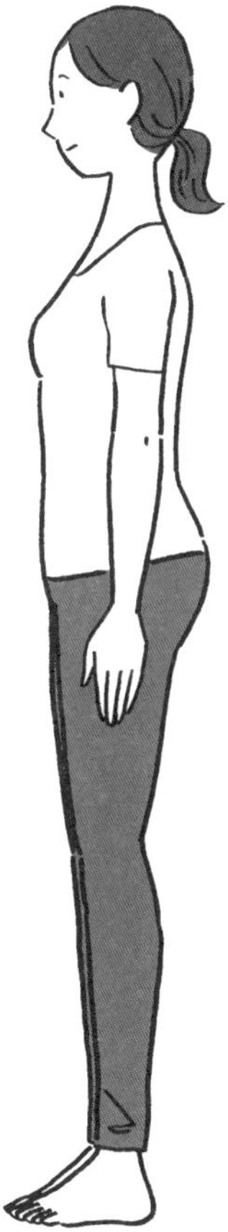

將重心放腳跟，讓腳踝與耳朵在一直線上為最佳姿勢。如此一來，腹部自然會出力。

重心放腳尖

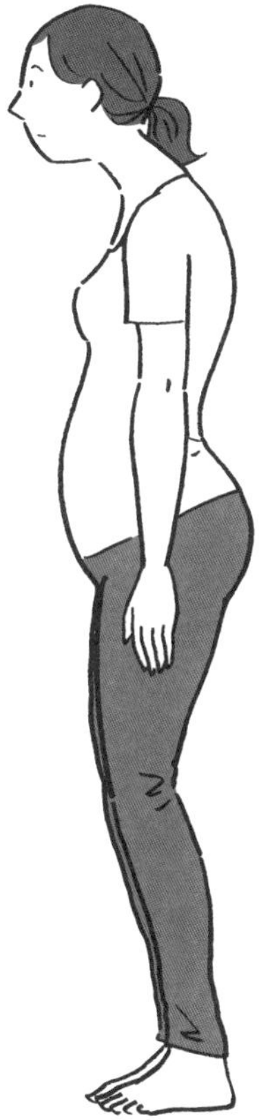

為了支撐前傾的身體，大腿前側容易因承受過大負擔而變粗，進而導致內臟下沉與下腹突出。

解決方法便是**「重心放腳跟」，有意識地把注意力放在腳踝下方，將重心放腳跟。如此一來，便能使體重平均分配在腳部，進而啟動大腿後側肌群，使體幹有力，站立時能保持平衡。**只要在刷牙、搭電車、等紅綠燈時稍微注意站姿，一定能讓身體出現變化。

除了站立時，坐下時也應注意讓腳底確實踩在地面上，便能讓上半身挺直，為體幹注入力量，改變原本辦公時容易採取的前傾姿勢，使肩頸不緊繃也會感到輕鬆許多。

當我建議客戶要踩穩腳跟時，有些人會告訴我，他們不知道踩穩腳跟是什麼感覺。**這是因為會拖著步伐或以錯誤方式走路的人，腳跟的感受度變低。針對這類人，我希望他們能試著舒緩腳底。**

舒緩之後，會讓感覺變得較為敏銳，也較容易感受到腳跟的動作。腳底板以及腳跟上，有許多感覺受器，有助於身體調整位置、動作及姿勢。因此當刺激腳跟時，也將刺激到大腦。

我將介紹在吃飯、辦公、開線上會議等，坐著也能執行的舒緩方法。若在出門前先刺激腳底，將能更深刻感受到踩穩腳跟的感覺，使走路變得更輕鬆。

提升腳跟感受度的方法

抓腳跟

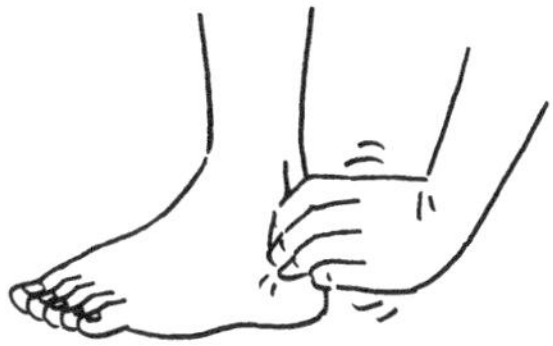

只需在起立和走路前用手抓腳跟即可，被抓住的刺激將傳遞到大腦，更容易感受到腳跟。

用球舒緩

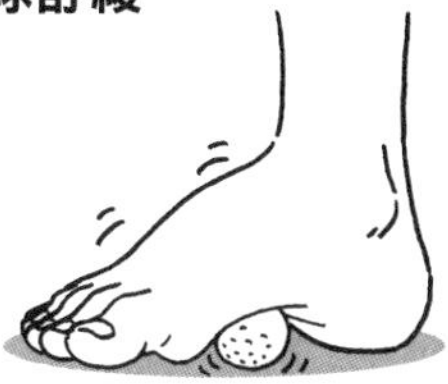

使用舒緩筋膜專用球或高爾夫球，舒緩整個腳底約10秒，然後再單獨刺激腳跟10秒。

蹬腳跟

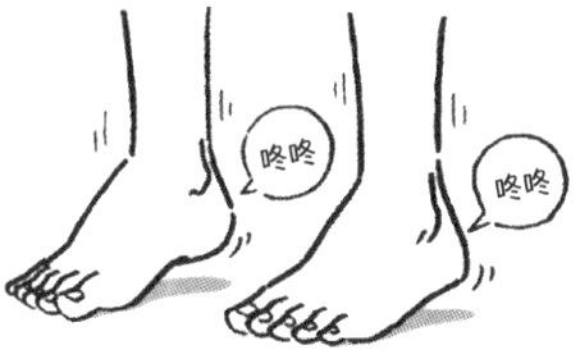

約莫是為了將鞋穿好時踩腳跟的力道，不需用力踩踏，只需輕輕點地即可。

跳躍

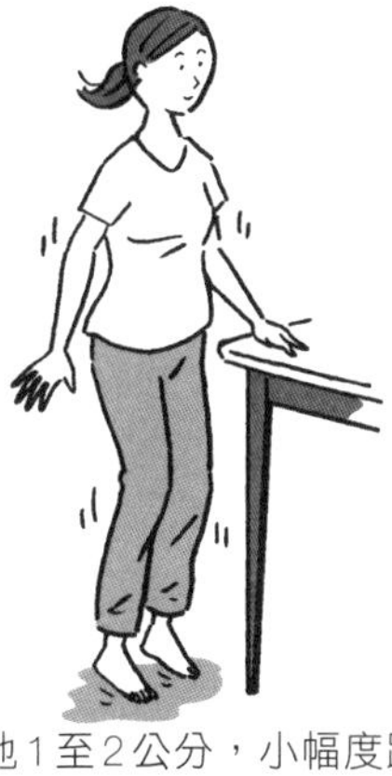

離地1至2公分，小幅度跳躍刺激腳跟。容易暈眩的人，在跳躍時請扶著桌子等物品。

只要做身體前彎，便能感受舒緩腳底的效果。

請先試著放空向並身體前彎。

接著舒緩腳底，然後試著用重心放腳跟的方式站立，再試著身體前彎。

此時手應該能更接近地板，或是已經能碰到地了。

感受到差異了嗎？

這是因為身體的基礎變得穩定，讓身體前側的阻力消失，使背後至臀部、大腿後側的後側肌群得以自然伸展。**由於把重心放腳跟，將身體調整為正確姿勢，使肌肉和關節得以正確地活動。**

只要改變意識，在走路時留意腳跟，就能從拖著步伐走路，變得健步如飛。這是因為腳跟先著地，地面會傳回反作用力，體幹也會湧現力量，讓頭部不會有受到搖晃的危險，使步伐變大，走路速度也因此加快。不僅運動量高於拖著步伐的走路方式，同時也能增加肌力。

透過讓身體記住正確姿勢，不僅能改善骨盆歪斜，也能讓周邊肌肉回歸正確的位置，並找回肌肉的正確使用方式。原本因錯誤的身體使用方式，而導致僵硬的腰部與肩頸肌肉，都將獲得舒緩。不用刻意按摩，即可改善肩頸僵硬與腰痛等問題，肌肉也將長在正確的位置。用來治療O型腿、X型腿、拇指外翻等足部問題，皆有不錯的成效。

為了提升對於腳跟的意識，選擇有助於穩定腳跟的硬質鞋款十分重要。在現有的鞋中加入鞋墊，使腳跟貼緊鞋底，也是很好的方法。為避免走路時搖晃，應該選擇能穩固腳跟的鞋。

專注於呼吸無需練腹肌 365天都能鍛鍊體幹

除了腳跟以外，身體還有其他部位非常需要穩定。雖然不會直接接觸地面，**但無論做什麼動作，都需要維持腹部穩定，也就是位於身體中心，被稱為體幹的部位。**由於這部分的肌肉負責支撐骨盆，因此當肌力衰弱，將導致姿勢不穩。而為了平衡身體，代償動作將增加，進而導致腳和肩膀等部位的負擔，造成腰部和膝蓋等部位疼痛。

為了穩定體幹，必須鍛鍊深層肌肉。但即使刻意鍛鍊腹肌，也只能鍛鍊到表層肌肉的腹直肌，無法強化體幹。

當體幹呈現強壯、穩定的狀態，腹部就會變成像汽油桶一樣的直筒狀，腹部中彷彿有一個膨脹的氣球為最佳狀態。相撲的腹部之所以鼓鼓的，就是因為體幹強健穩定的緣故。

腸、胃等消化器官的後側有脊椎，但前側則由肌肉保護，而非骨頭。**負責保護內臟的是體幹，也就是深層肌肉。**深層肌肉由橫隔膜、多裂肌、腹橫肌、骨盆底肌群等組成，由於能讓身體挺直，因此也被稱作「天然的束腰」。使用這些肌肉，能提升腹腔內部的壓力而強健體幹。由於屬於內部的肌肉，對於過去從未認真運動，並常常感到不適的人來說，光靠訓練來鍛鍊這個部位非常困難。因此，我將介紹較能簡單控制的**活動橫隔膜強健體幹**方法。

正如第89頁所提，人類較常使用胸腔進行胸式呼吸。採取胸式呼吸時，會使用肋間肌打開胸部，使肩膀上下移動，吸氣時較為輕鬆，並較容易吸取到空氣。但同時容易使肩膀與胸部緊繃，造成肩膀僵硬，以及撐開肋骨而感到不適等缺點。長期戴口罩時呼吸較為困難，導致我們改用嘴巴呼吸，使呼吸變淺。許多人只懂得如何吸氣，卻不知道該如何好好吐氣，進而使得自律神經失調。關於這部分，我將在PART 4詳細說明。

稍作休息，試著好好呼吸一次吧。

請試著花10秒慢慢吐氣。

當氣吐完時，是否能感受到腹部在出力呢？

腹式呼吸能強健體幹，吐氣時腹部會凹陷，吸氣時腹部則會隆起。呼吸會使胸部（胸腔）和腹部（腹腔）之間的膜狀肌肉和橫隔膜上下移動。

吸氣時，橫隔膜會往下，胸腔內部會擴張，吸取更多空氣。而**腹部、側腹、背部也會因為空氣進入而擴張，並使腹腔內的壓力變大，體幹趨於穩定。**吐氣後，橫隔膜會往上回到原來的位置，此時請留意腹部，彷彿要將腹腔內的空氣全部吐出一樣，使腹部向內凹，並使展開的肋骨收回中央。腹部出力能使深層肌肉腹直肌受到刺激，光是呼吸就能達到鍛鍊效果。

我將腹式呼吸後，腹腔內部壓力升高的狀態稱為「啟動腹部」，說「使勁」大家可能比較容易理解。除了腹部之外，腋下、背部也同時出力變硬的狀態，體幹將得以穩定，也能維持標準的姿勢。

如此一來，連內臟也能歸位，血液循環變好，並且提高內臟功能，打造較不容易感到疲累的身體。

首先請大家試著透過腹式呼吸活動橫隔膜，提升腹腔內部壓力，鍛鍊深層肌肉吧。吸氣時要讓腋下和背部，連同腹部一同膨脹，其實並不簡單。因此將「啟動腹部」帶入日常動作之前，請先練習腹式呼吸，展開肋骨的動作也有助於改善腰椎前凸。

吸氣

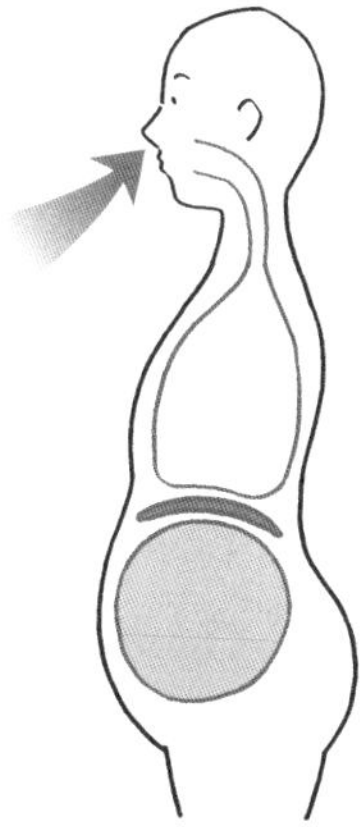

從鼻子吸氣，同時讓胸腔及腹腔擴張。此時橫隔膜會下降，腹腔內部的壓力升高。

吐氣

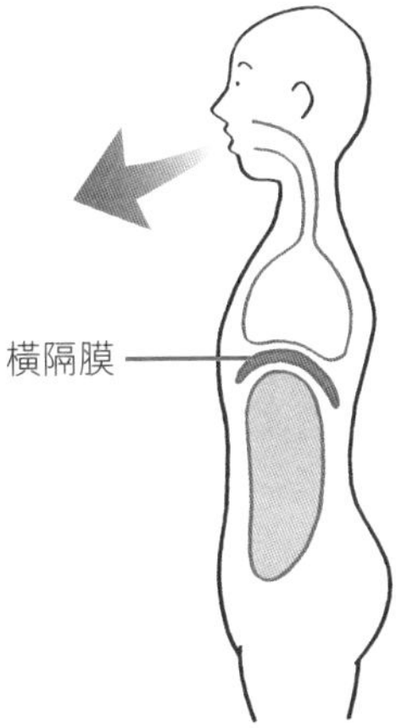

吐氣時，同時讓胸腔及腹腔凹陷，使橫隔膜歸位，排出空氣。

仰躺練習

STEP 1　將腰部往地板壓

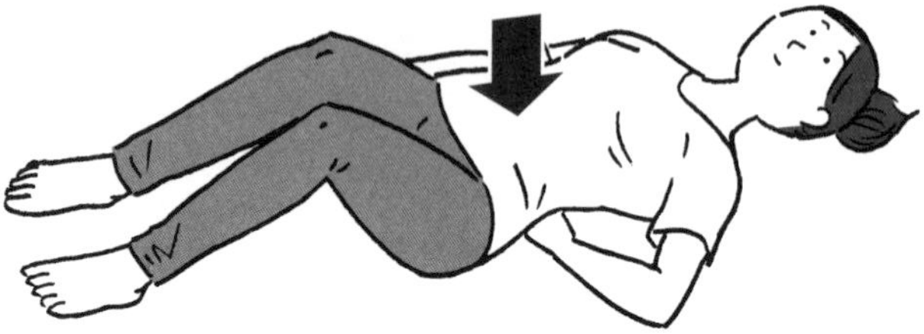

在床上或鋪了墊子的地板上仰躺，膝蓋彎曲與肩同寬。手放入腰部與地板之間的空隙中，將背向地板壓。這是一種使用背部肌肉的練習，因此無需刻意注意呼吸。若還有餘力，可以邊吐氣邊將手向背壓。每次維持10秒，共做10次。

STEP 2　呼吸時同時活動胸部與腹部

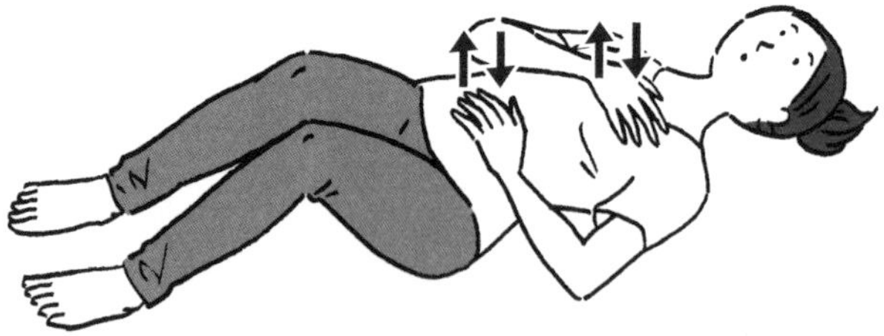

仰躺，膝蓋彎曲與肩同寬。將手放在胸部及腹部上，用鼻子吸氣3秒，再吐氣12秒。請留意，吸氣時要同時讓胸部與腹部同時鼓起；吐氣時則要使胸部與腹部同時凹陷。請務必確實將氣吐完，每次練習3分鐘左右。

坐著、站著的腹式呼吸練習

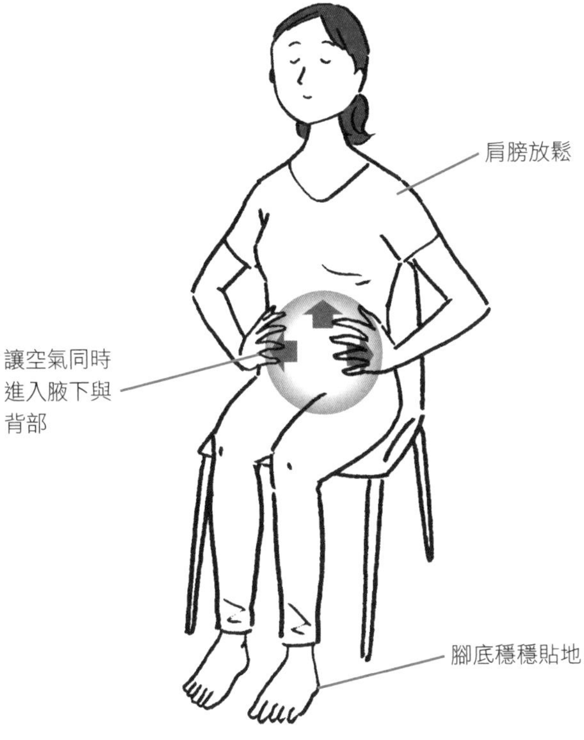
肩膀放鬆
讓空氣同時
進入腋下與
背部
腳底穩穩貼地

當學會仰躺的腹式呼吸後，試著改成坐在椅子上練習。將腳跟穩穩貼地，穩定身體基礎。雙手放在側腹，以鼻子吸氣3秒，吐氣12秒。吸氣時使腹部與背部鼓起，吐氣時讓腹部凹陷。訣竅為氣吐完後使肋骨向中央聚攏，吸氣時側腹鼓起為最理想的狀態，站立呼吸時也是如此。

請邊做邊照鏡子，確認肩膀是否有往上提。肩膀上提表示身體不夠穩定，使用過多的力量。

透過「重心放腳跟」、「啟動腹部」讓身體活動自如，疼痛消失

由於必須抵抗重力，因此人只要站著就能鍛鍊肌肉，等於活著的每時每刻都能訓練，不覺得很厲害嗎？**而在365天都能有效率地鍛鍊的重點，在於固定點，即是「重心放腳跟」和「啟動腹部」的動作。**

若站立時搖搖晃晃將造成身體負擔，明明什麼事都沒做也會累積疲勞。只要固定點穩定，就較不容易感到疲勞，能靈活的動作也更有活動力。只要了解固定點的概念，在健身房裡鍛鍊時能更有效率，姿態也會變得更好看，得到較好的成效。

持續將「重心放腳跟」和「啟動腹部」的資訊輸入大腦，這2個動作就會成為習慣，無論面對什麼動作都能自然完成。剛開始1天只要做1秒就行，一起試著建立這個習慣吧！

當我告訴客戶固定點的概念，大家都感到非常驚訝，表示自己是第一次聽到，沒想到活動身體也能如此輕鬆。**只要了解身體的使用方式，就不用痛苦地鍛鍊肌肉，只需靠日常動作，就能防止肌肉量下降，身體也不容易感到疲累。**只要靠微運動就能鍛鍊腹部，改善肚子凸出的問題，得到健康的身體曲線。

雖然只是題外話，但其實有很多職業運動選手，在不知道固定點概念的狀況下持續比賽，因而導致身體疼痛。

北海道日本火腿鬥士的高濱祐仁選手，大約在4年前左右，因肩膀受傷而被迫引退。當我看到他使用身體的方式時，著實嚇了一跳。他在投球與打擊時，腳底都沒踏穩地面，雖然一路以來都有從事肌力訓練和技能訓練，卻不知該如何用腳跟和腳底踩地，導致身體基礎不穩。當我告訴他應該用腳跟踩穩地面，他的肩膀慢慢不再疼痛，最後回歸一軍，得以在2021年大顯身手。

接下來，我將具體說明該如何在日常動作中執行「重心放腳跟」和「啟動腹部」的動作。一開始請先從站、坐、走路等基本動作中，了解如何輕鬆活動身體。**除了睡覺時，我們的腳底幾乎隨時都會貼在地板或地面上。因此無論做什麼動作，都別忘了要讓腳底貼地。**除此之外，本書將介紹該如何避免因日常動作讓身體感到疼痛，以及輕鬆活動身體的訣竅。

為了確認自己是否確實做到，請照鏡子檢視

建議透過鏡子檢查動作是否正確，正視自己的身體，親眼見證有助於產生動力。

其中最需要注意的就是肩膀，**若肩膀上抬，將使身體基礎不穩，耗費多餘的力氣。**特別是運用到手臂的動作，請務必照鏡子確認肩膀是否上抬。若成功完成動作，請給自己鼓勵吧。

將日常生活轉換為訓練！

基本動作訣竅「重心放腳跟」、「啟動腹部」

基本①
站立（姿勢）

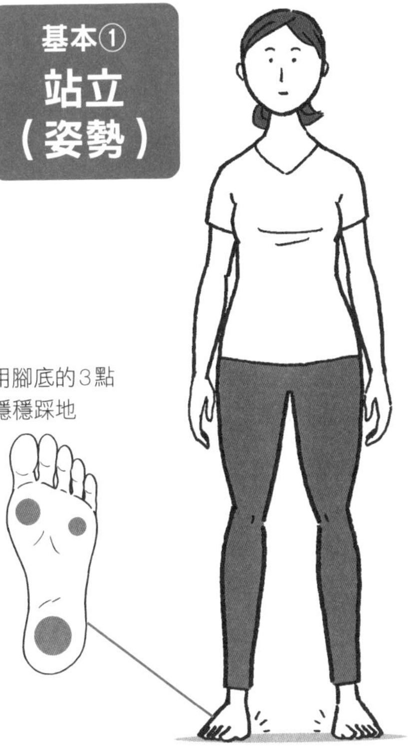

雙腳張開與肩同寬站立，將重心放在腳跟。先感受腳跟，並將體重放在大拇指和小指上。腳站寬一點，支撐面積較大，能提高穩定性。重心放腳跟，將能使用到大腿後側肌群，讓骨盆維持在正常的位置，也比較容易啟動腹部。

基本②
坐下、起立

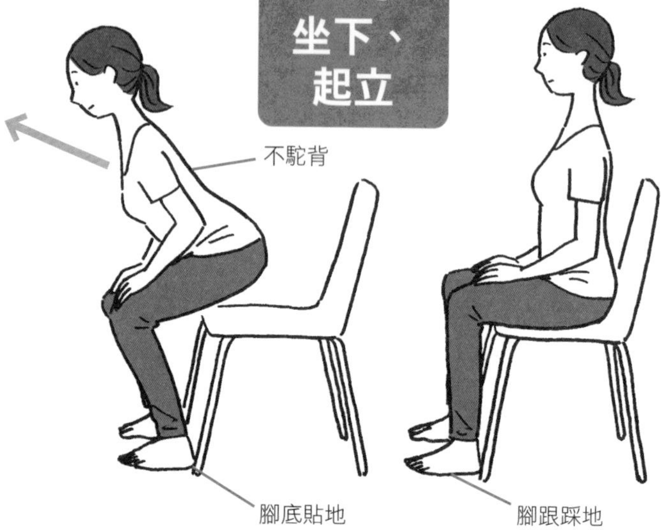

坐下時若翹腳或腳底離地，將無法啟動腹部，導致駝背、腰椎前凸。坐下時，請調整好椅子的高度，讓腳底緊緊貼在地面上。啟動腹部時挺直腰桿，可以坐得深一點。但請務必留意，不能讓腳底離地。

起立時，試著讓腳跟及整個腳底踩地，用體重的力量向前傾，再抬起臀部起立。

其實就類似於深蹲的狀態，如此一來在坐下及站立時，都能做深蹲運動。

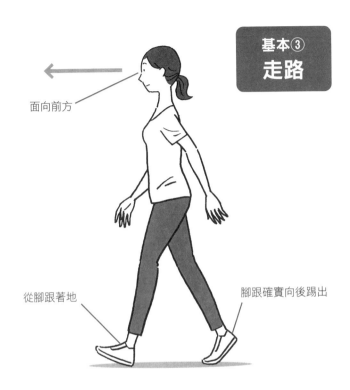

基本③
走路

請勿將視線向下，保持平視前方。試著從腳跟著地，用向後踢的方式走路。只要意識到要由腳跟開始著地，就能啟動腹部，提升穩定度。甚至還會使用到小腿肚、大腿後側肌群，以及臀部等身體後側的部位。

若將視線向下，容易導致駝背或拖著步伐走，因此視線的方向也相當重要。

基本④
爬樓梯

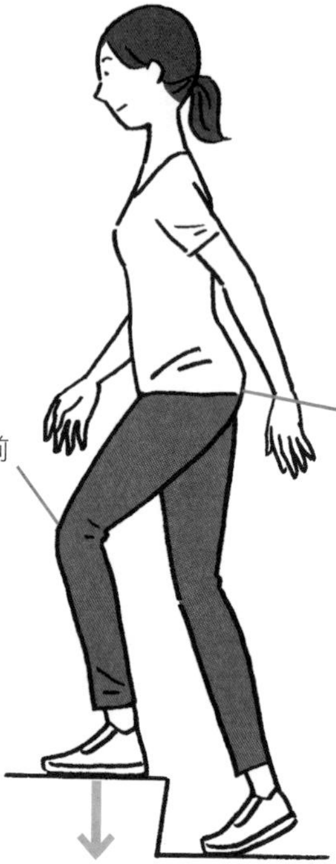

常看到有人爬樓梯會將重心放在腳尖，這麼做將使上半身不穩，跌倒的風險較高。爬樓梯時請踩穩腳跟，當梯面太窄請改以腳尖穩穩踏地。刻意踩穩地面時，由於反作用力，腳步將變得輕盈，臀部也會自然出現力量往上抬。踏步時，請務必留意膝蓋不能超過腳尖，也要避免上身向前傾。

將日常生活轉換為訓練！

日常動作訣竅「重心放腳跟」、「啟動腹部」

情境① 從被窩中起身

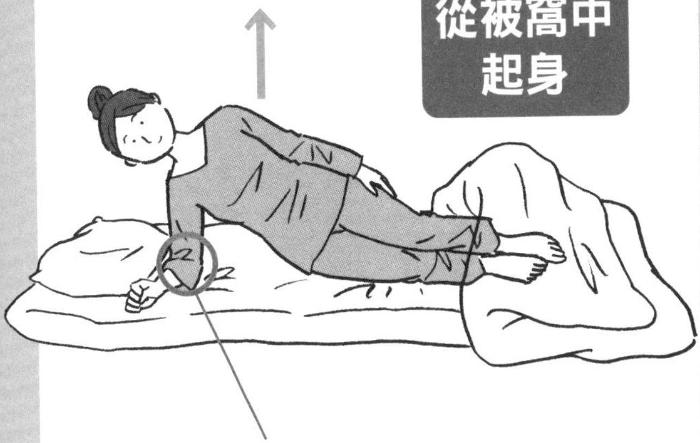

目的是讓日常生活轉換為肌力訓練，從早上醒來的瞬間便可開始執行。從被窩起身時以手肘撐地，讓身體呈現側板式的狀態，此時的固定點便為手肘。從仰躺的狀態以手肘撐地，做出類似翻身的動作順勢撐起身體，此時即使膝蓋彎曲也無妨。只要每天用手肘和膝蓋撐起身體，便能鍛鍊腹部肌肉。

情境②
辦公（打電腦）

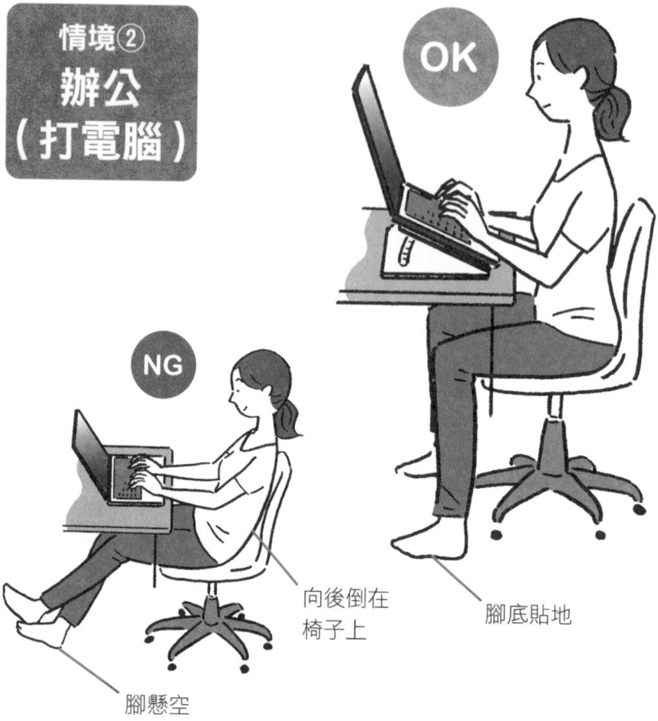

打字時必須將手靠在桌上，因此常常會出現前傾姿勢。此時應將腳穩穩踩在地面上，而不是讓腳向前延伸、盤腿，或是讓腳晃來晃去。只要確實感受腳跟並好好踩在地面上，就能啟動腹部。此時應該將手靠在椅子扶手或桌上，並彎曲超過90度，讓手自然落在鍵盤的位置上。

情境③
滑手機

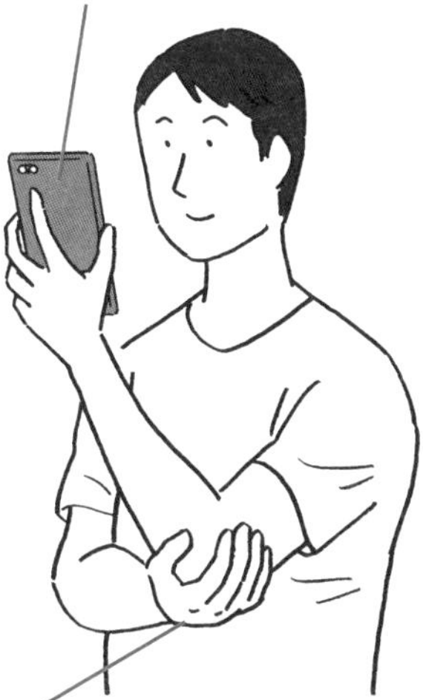

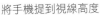

智慧型手機可說是使姿勢前傾的元兇，駝背、脖子前傾的姿勢更是應該避免。無論坐著、站著看手機，都應讓腳底貼地，挺胸並將手機提高配合視線高度。還可將另一隻手撐在手肘上，以防止手痠。

除此之外，為避免眼睛疲勞，請避免長時間使用手機。

情境④
刷牙

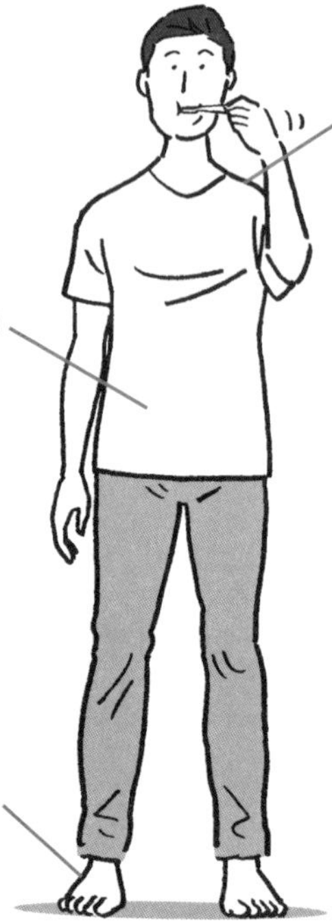

請將腳底貼緊地面，將重心放腳跟站立。拿牙刷時，應夾緊腋下，如量腋溫時的動作。此時若聳肩，會使身體用力，導致肩頸僵硬，因此刷牙時請記得不要抬高手肘。

洗頭髮時也切記不要聳肩，吹頭髮時也應放鬆肩膀並收緊腋下。

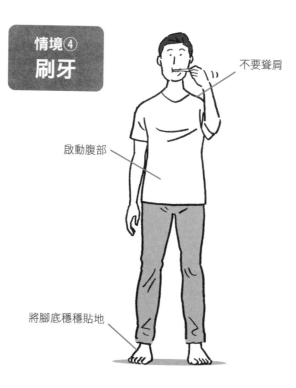

情境⑤ 拉吊環

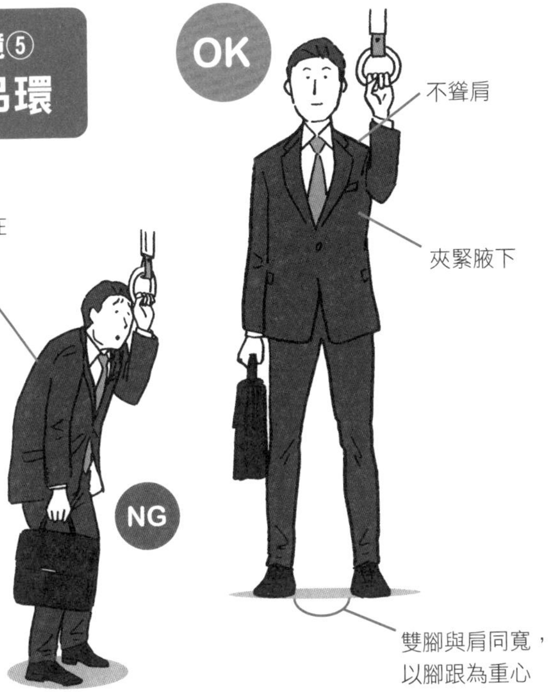
OK
不聳肩
夾緊腋下
雙腳與肩同寬，
以腳跟為重心
將身體靠在
吊環上
NG

搭電車時會習慣想找東西倚靠，但其實只要將雙腳打開與肩同寬，並將重心放腳跟，便能輕鬆站立。此外，拉吊環時請注意不要聳肩。請趁搭地鐵或晚上搭電車時，透過反射在窗上的倒影，確認自己是否有聳肩，若聳肩就代表身體基礎不穩定，將導致肩頸僵硬。

情境⑥
煮飯（洗碗、料理）

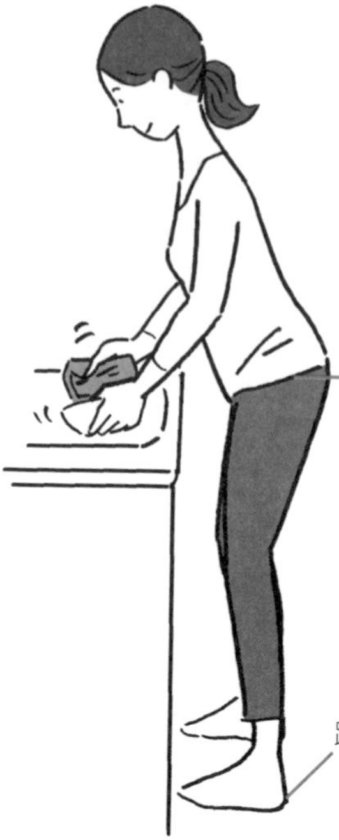

將身體靠在水槽上會使姿勢前傾，所以應該避免。讓身體和水槽保持1個拳頭的距離，並將重心放腳跟，同時挺直背部不應駝背，而是讓上半身從髖關節處前彎。當水槽與身高不符時，請稍微彎曲膝蓋調整，同時仍應將重心放腳跟，並啟動腹部。

在洗手台前洗臉和洗手時，也應從髖關節處讓身體前傾。

情境⑦
使用平板拖把

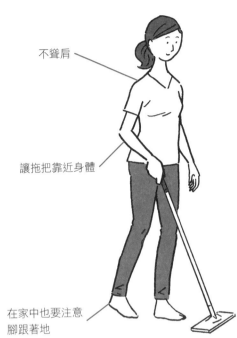

通常是站著使用平板拖把和吸塵器，使用時應讓平板拖把與吸塵器靠近身體，同時夾緊腋下避免聳肩。若為了偷懶而不動腳，只將手伸到遠處清掃，將造成肩膀周邊負擔。將身體的重量靠在平板拖把與吸塵器上，也會導致姿勢前傾，都應避免。

推超市的推車與嬰兒車時，也應該夾緊腋下，不讓手與身體的距離太遠，以避免肩膀僵硬，容易導致疲累。

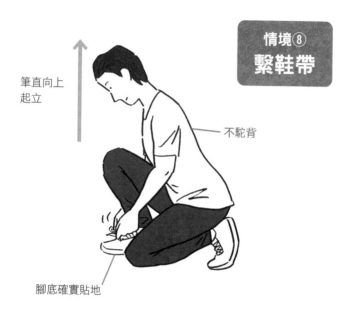

情境⑧
繫鞋帶

當鞋帶鬆脫時，為了重新繫好鞋帶，有時會直接讓上半身向下彎，進而引發腰痛。因此在繫鞋帶時，請記得將單腳腳跟踩穩地板，筆直蹲下重繫。當綁好鞋帶要起立時，請讓腳底穩穩踩地，筆直向上站起。若將身體重量向前靠，反而更難站立也更為吃力。

撿東西時也是如此，請勿彎腰，應直接蹲下撿拾。

情境⑨
搬重物

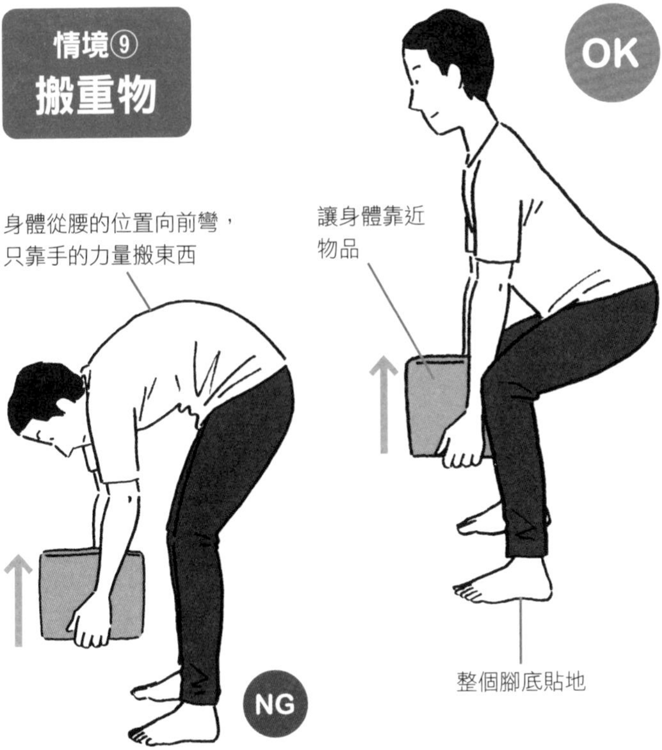
身體從腰的位置向前彎，
只靠手的力量搬東西
NG
讓身體靠近
物品
OK
整個腳底貼地

搬米等重物時，之所以會導致腰痛，是因為只使用到手部的力量。此時應先由基本站姿，稍稍彎曲膝蓋，然後放低重心，背部打直。接著從髖關節處彎腰，讓身體接近物品後再搬起物品。過程中腳底請穩穩貼地，只要啟動腹部，便能減輕負擔。

情境⑩

開瓶蓋（寶特瓶、瓶子）

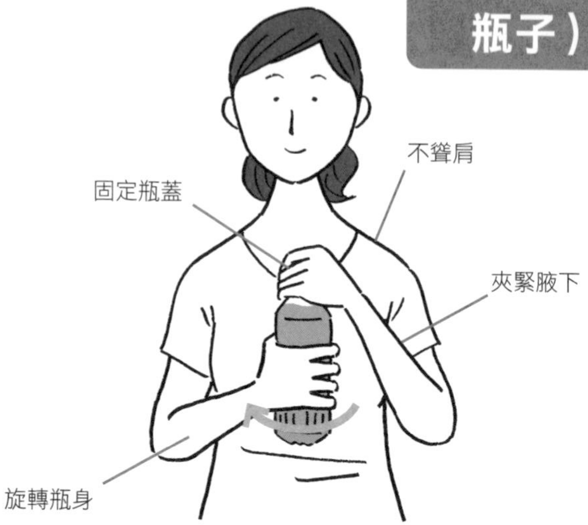

拿著寶特瓶，以重心放腳跟、啟動腹部的方式站立或坐下。請務必留意夾緊腋下，不聳肩。握著瓶蓋的手不動，只轉動瓶身。如此一來，握瓶蓋的手便成為固定點，即便是力氣小的人也能輕鬆開瓶蓋，開各種不同的瓶子都可以運用這個方式。

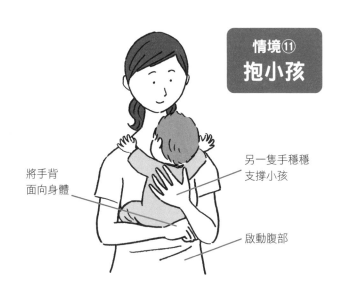

情境⑪
抱小孩

許多正在育兒的人，因腱鞘炎來本院求診。照顧孩子的確很容易對手腕造成負擔，但其實只要在抱小孩時，改變手的方向就能輕鬆許多。一般來說，通常會使用手的內側抱小孩，彷彿將小孩包裹住一般。但其實在抱小孩時，應該使用手的外側，讓小孩靠在手肘到手腕的位置。如此一來，等於用腋下和腹部等體幹部位支撐重量，而非光靠手的力量支撐，即便長時間抱孩子，也不容易感到疲累。

這個方法也能運用在照護上，幫助病人從床上起身時，若使用手部外側，就能毫不費力地幫助對方。

為了讓身體發揮功能
先了解身體的可動部位和穩定部位

除了腳底與腹部，其實還有其他部位需要維持穩定。當身體不穩就無法順暢活動，也可能引起膝蓋及腰部疼痛。為了讓身體能充分活動，除了穩定的部位，還須了解能夠靈活動作的部位。只要身體同時擁有穩定部位和靈活可動的部位，就不會發生代償動作，不僅能有效率地活動，也較不容易出現疼痛，這就是所謂的「鄰近關節假說理論」。

例如，膝蓋會感到疼痛，是因為髖關節和腳踝的活動度低，導致本應處於穩定狀態的膝蓋代為承受負擔。由於身體的所有部位都互相連動，只要每個部位都善盡職責，身體就能活動自如。

請務必記得，只要知道哪些部位該保持穩定，哪些部位可盡情活動，就能提升伸展與訓練的效果。

各關節的職責

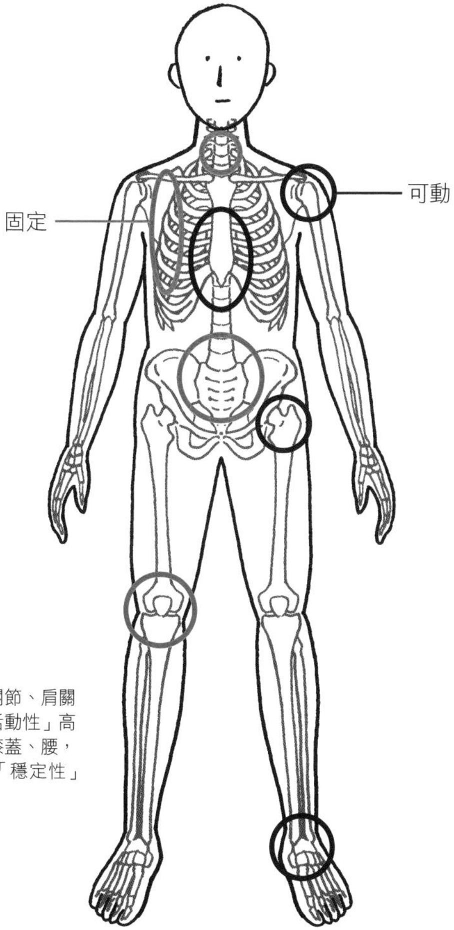

腳踝、髖關節、肩關節屬於「活動性」高的關節。膝蓋、腰，脖子則是「穩定性」高的關節。

利用空檔時間「順便訓練」以調整身體

對我來說，生活中的每一刻都是訓練。就連在會議或與人討論公事，我也會偷偷做肌力訓練，其中之一就是「舌頭鍛練」。

隨著年齡增長肌力衰退，舌根會往喉嚨的方向下沉，引發「舌後垂」。除了會打呼，還可能導致容易嗆到和呼吸困難等問題，因此請從現在開始鍛鍊舌頭。鍛鍊的方法很簡單，只要將整個舌頭頂向上顎即可。

這個訓練還有一個令人開心的附帶效應，就是能讓下巴周圍線條變得更俐落。這是因為將舌頭向上提的過程中，能鍛鍊到從下巴延續至鎖骨的舌骨下肌群。

慣性張著嘴巴的人，也可以透過舌頭鍛鍊獲得改善。

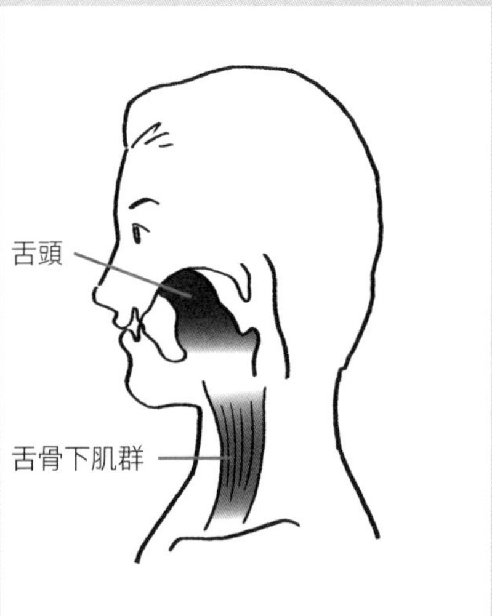

前面曾提到人體並非左右對稱（86頁），例如很少兩兩成對的內臟，體內配置自然也不盡平衡。以構造來說，身體容易偏向右方，因此我在日常生活中會刻意使用左半部的身體。

例如過閘門時用左手拿票卡感應，投販賣機也會使用左手等等。這既是一種「順便訓練」的方式，也是一種微運動。

PART 3　總結

- 不了解身體的正確使用方式，使用錯誤的動作，將產生不適和疼痛，甚至導致體型不佳。

- 以「重心放腳跟」的腳底貼地動作，端正姿勢，改善駝背和腰椎前凸。

- 只要落實「重心放腳跟」和「啟動腹部」，就能強化體幹，並維持肌力。

PART 4

整頓自律神經，改善疲勞感和失眠

只需一秒！讓動力自然浮現的小習慣

越難切換到休息模式的人越容易累

感到不適時，總讓人心情沉重，無法享受任何事情，甚至也會睡不好，就連做微運動的心情都沒有。

雖然常有人說「活動筋骨會讓人神清氣爽」，但由於時常感到不適的人未曾體驗過所謂的神清氣爽，因此更難以意會，有些人甚至不願嘗試活動。然而，**若什麼都不做，最後還是會待在家裡無所事事，徒增不安和倦怠感，也會越來越沒動力，陷入惡性循環。**

而陷入惡性循環的原因之一，便是自律神經失調。現代生活中，舉凡人際關係的壓力、加班和假日出勤等工作過度問題、使用電腦和手機等裝置導致接收過多光線刺激和資訊等，可能導致自律神經失調的原因數之不盡。再加上新冠肺炎疫情肆虐，「說不定會被感染」的不安感和緊張情緒、被迫面對新生活模式而產生的壓力，以及對經濟狀況的不安等原因，導致越來越多人陷入沮喪。由於壓力與荷爾蒙息息相關，因此女性更容易發生自律神經失調。

其實每個人都可能發生自律神經失調的狀況，只需要養成一些小習慣，便能找回平衡，因此無需過度恐慌。**只要學會如何在失調時自我調整，便能避免長期不適，脫離惡性循環。**

所有因身體僵硬和疼痛來看診的客戶，幾乎都有「難以消除疲勞」、「食慾不振」、「睡不著」、「沒幹勁」、「手腳冰冷」等不適，這些症狀便是來自於自律神經失調。正如PART 1中所提及，**若只改善疼痛症狀，卻未改善心理、社會層面的問題，就會反覆出現疼痛。從根本改善問題，勢必得調整好自律神經。**接下來，就讓我來稍微介紹一下自律神經吧。

多虧了體內平衡機制（恆常性），讓心臟與臟器等器官，以及血管、呼吸系統可以不眠不休地運作，使身體狀況維持在穩定的狀態，保護我們的健康。而負責運作體內平衡的主要功臣，便是自律神經。當體內充滿熱氣時，身體會排汗降溫；白天時活力充沛，到了夜晚就想睡等，這都歸功於自律神經的控制。

自律神經由負責掌管身體活動的「交感神經」，與負責讓身體休息的「副交感神經」所組成。自律神經如同連接大腦與各個器官之間的電話線，會將「今天最好休息一下」、「工作一下吧」等來自大腦的訊息傳遞出去，並且是雙向道，而非單行道。因此各個器官也會發出「我工作過度了，好累」、「差不多該休息了吧」等訊息給大腦。然而，即便自律神經會自行調節身體狀態，有時仍會因為一些小小的壞習慣而失衡。

當交感神經處於優位時，人就會較活躍並充滿幹勁；當

自律神經一天的活動

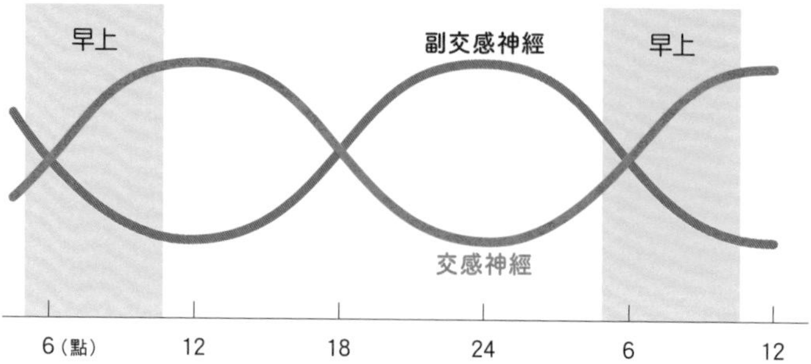

副交感神經處於優位時，則會讓人放鬆並感到平穩。**兩者平時就像蹺蹺板一樣維持著平衡，但有時會因外界的刺激，導致某方突然失衡。**

感到緊張、憤怒時，交感神經就會處於優位，使血壓升高、心跳加速，肌肉也會跟著收縮，導致身體緊繃。有重要的報告或發表，甚至是必須在眾人面前演講等緊張時刻，之所以會冒冷汗、心跳加速等，都是因為交感神經的作用。當事情結束後常會不自覺地鬆一口氣，這是為了要讓副交感神經轉換為優位，進而放鬆身體。

日出而作日入而息，一般而言，交感神經與

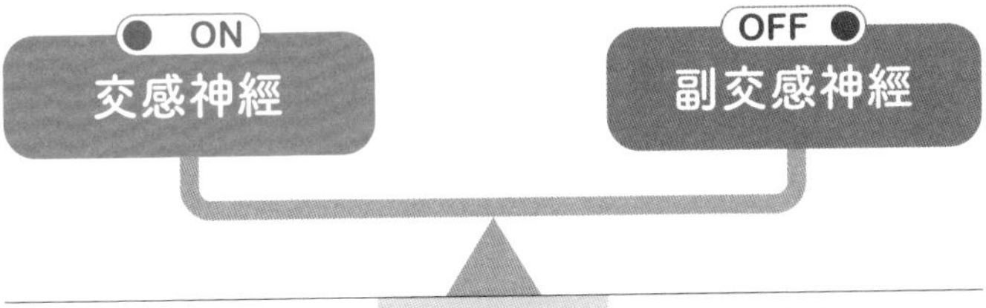

交感神經		副交感神經
收縮	血管	擴張
上升	血壓	下降
加速	心跳	變慢
加速	呼吸	變慢
緊繃	肌肉	舒緩
抑制蠕動	腸	促進蠕動
促進	排汗	抑制

副交感神經會以一定的節奏交替。但由於現代直到深夜仍燈火通明，再加上不分晝夜地使用智慧型手機等設備，導致生活節奏容易混亂。當交感神經活動時間一長，當然會容易感到疲累。而特別努力工作、總是火力全開的人，更因長期處於交感神經運作的狀態，無法讓身體好好休息。

其實我們可以自己切換開機（交感神經）與關機（副交感神經），只需要稍微改變意識即可。**由於人類不擅長靠自己關機、休息，因此應從事能啟動副交感神經的行為，以切換為休息模式。**

當自律神經達到平衡，身心狀況都將獲得改善。由於器官的運作會回歸正常，讓身體較不容易感到疲倦，如此一來，較有動力去面對那些過去曾嫌麻煩的事，也會因此湧現幹勁、提升工作表現，或有時間能享受自己的興趣，大幅提升生活品質。

睡眠不足是侵害身心的元兇

在所有無形的不適症狀當中，「失眠」案例有上升的傾向。

明明身體疲憊不堪卻怎麼也睡不著、假日已睡超過10小時卻還是想睡、難以入眠卻也爬不起來、半夜醒來很多次、一起床就覺得疲倦……然後漸漸開始害怕失眠，進而轉變為負面情緒，累積在儲存壓力的籃子內，最終落入負面循環。

前面有提到，在替客戶看診時，失眠問題總是高居第2～3名的位置。新冠肺炎疫情之下，除了大人之外，失眠的孩子也有增加的趨勢，父母來診所諮詢的比例也跟著飆高。其實這正是一種求救訊號，對新冠肺炎的不安，以及不規律的校園生活，已成為人們的壓力。

自律神經失調也是失眠的原因之一，其他還有白天活動量過少、睡前飲酒、咖啡因攝取過量、房間的亮度溫度等，都是導致失眠的重要原因。

當失眠的狀況持續1個月以上，即可確診為失眠（睡眠障礙），會開始對身體帶來各種影響，**將導致集中力、記憶力、注意力低落，進一步造成工作上的失誤增加。由於無法好好休息，不僅無法消除疲勞，還會對於睡不著感到不安。此外，情緒低落、暈眩、頭痛等問題也會一一浮現。**最後還可能導致憂鬱和恐慌症等心理疾病，甚至還有資料顯示，睡眠時間越短的人壽命越短。

安眠藥等藥品或許能暫時改善失眠問題，但只要不改變飲食等生活習慣，就無法從根本改善問題。我也有許多客戶，只要沒吃藥就睡不著。

要改變入睡方式其實很困難，越是想著必須早點睡著，就越睡不著；越數羊，就越是清醒。**想要更容易入睡，最重要的其實是在早上開機，讓自己徹底清醒。**正如前面所說，人類不擅長進入休息模式。早上開啟活動模式，不僅較容易達成，也有助於迅速改善失眠。

呼吸時緩慢地深深吐氣以切換為關機模式

感到沮喪、憂鬱時，我們常會低頭向下看，此時氣管將會變窄，呼吸也會變淺。呼吸越淺、越急促的人，吸氣的次數越多，越容易使交感神經處於優位，導致自律神經失調。自律神經分布在脊椎兩側，習慣前傾姿勢、背部僵硬的人，將使自律神經受到壓迫，進而變得遲鈍。因此，頸部至背部僵硬的人務必多加留意。

最迅速找回自律神經平衡的方式，就是從呼吸下手。**緩慢吐氣時，將使副交感神經處於優位，讓身體放鬆**，吸氣則會使交感神經處於優位。

一般來說，駝背屬於前傾姿勢，會導致肩頸僵硬、腰痛、壓迫到內臟等不適，應盡可能避免。**想透過呼吸放鬆，呈現「好的駝背」姿勢至關重要。**為了深深吐氣，必須執行

ＰＡＲＴ３中所介紹過的腹式呼吸。吐氣時，訣竅在於讓肋骨往內收，背部拱起較容易使肋骨向內集中。而吸氣時，應注意讓背部鼓起，除了腹部之外，腹式呼吸還能讓腋下至背部都充滿空氣，因此務必留意背部的感受，當背部鼓起，受到壓迫的自律神經就能獲得舒緩。

抱膝坐下時，會自然呈現駝背狀態，較能深深吐氣，也較容易感受到背部鼓起，因此推薦以抱膝坐姿做腹式呼吸。請在看電視或在家裡時練習，只要在呼吸時意識到背部，就能在緊張和煩躁時，透過深深吐氣，切換至關機模式。

難以入睡者，可以試著在睡前抱膝坐下，慢慢呼吸，使副交感神經處於優位，較容易進入睡眠。

透過抱膝坐下呼吸放鬆身體

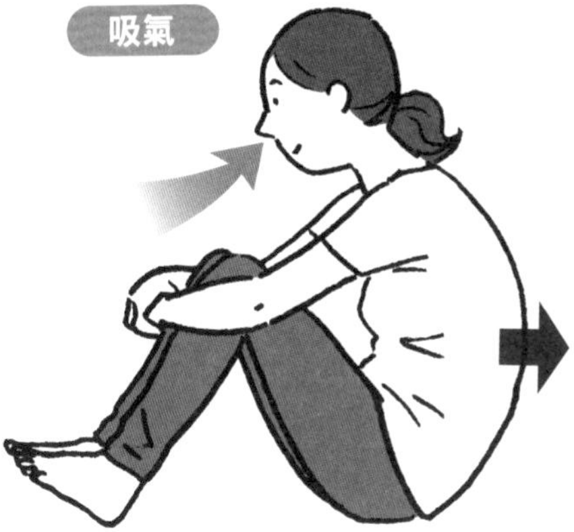

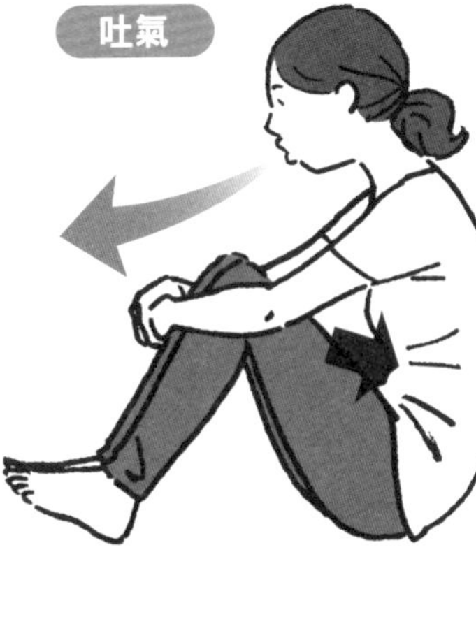

讓臀部穩穩坐地，抱膝坐下，花10至12秒慢慢吐氣至腹部凹陷，肋骨向中聚攏。將氣吐完後，花3秒用鼻子吸入空氣，此時必須將空氣吸入背部，讓背部膨脹為佳。

生活模式多樣化
不規律卻正確的生活方式

雖然生活規律是得到健康的好方法，**但在這個時代，要規律生活實在不是容易的事。**在此**建議大家可以試試看「不規律但正確的生活」。**

由於營業至深夜的店家越來越多，除了外出時間不再受限制，有些人必須在夜晚工作。由於能隨時透過網路輕鬆與世界接軌，對時間的感受也隨之改變。有趣的事物越來越多，就連我自己也覺得時間不太夠用。然而，無論是工作還是休閒的型態，越來越五花八門，要所有人都遵循同一套「規律」，實在不太實際。面對現在的社會，不應強迫所有人都保持規律，**而是應該接受不規律，思考自己是否能從中找出正確的生活方式並落實。**要改變外界環境並不容易，但我們可以創造出一套屬於自己的例行公事。

其實我也過著不規律的生活，無論是睡覺還是吃飯的時間都不固定。但為了維持良好的身體狀況，我仍有一套屬於自己的例行公事。每天起床後，首先讓額頭曬曬太陽，然後喝1杯水，接著做冥想。雖然起床時間不固定，但至少會睡足6個小時。由於我常常工作到深夜，因此比起逼自己早起，我選擇規定自己維持固定的睡眠時間，這就是我「不規則但正確」的生活。此外，為了讓交感神經切換至副交感神經，泡澡可是不能少的。若交感神經一直處於活躍的狀況，容易導致淺眠，所以泡完澡後我就不會再使用手機，並選擇聽令人放鬆的音樂準備入睡。這些都是只要反覆執行便能慢慢習慣的動作，既然做了之後能讓身體輕鬆許多，何樂而不為。

不需要和他人做一樣的事，而是以自己的角度去思考，不應一味地仿效他人，而是做能令自己舒適並且必須做的事。為此，必須更認真地審視自己，並複習PART2中養成習慣的技巧。

早上開機！　晚上關機
有意識地養成切換開關的小習慣

我們的身體都有自己的節奏，自律神經也會自然受到控制。然而在這個時代，自律神經的切換節奏容易受到干擾，如何靠自我意識切換開關，才是整頓好身體的關鍵。

應該在**早上時開機，切換為充滿活力的模式；晚上時關機，切換為放鬆模式。**在原本的狀況下，下午開始，副交感神經便會慢慢轉換為優位。但由於現在日落後街上依然燈火通明，屋內也有照明、電視、電腦，以及手機畫面所發出的藍光，使得難以切換至副交感神經，轉換為放鬆模式。因此在夜間必須控制燈光照明，請務必養成睡前不使用手機的習慣。

當然，不需要執行上述的所有習慣，既然已經在PART2中找出目前感到不便與不安的事，接下來只要實行針對那些不便與不安的解決方法即可。

挑選了幾個對自律神經和睡眠有益的動作，這些動作幾乎都不需要花什麼力氣，甚至1秒就能做到。每個動作後有標上記號，可供執行時參考。

記號的看法

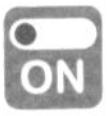

…交感神經

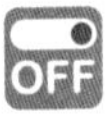

…副交感神經

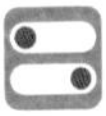
…切換

…睡眠

醒來後在被窩中練習「蝦子姿勢」 ON

在被窩中側躺並抱膝，使身體呈現圓弧狀，也就是抱膝坐姿的側躺版本。呼吸時確實吐氣，能使自律神經較容易達到平衡。請試著做3組，每組吐氣12秒、吸氣3秒的腹式呼吸。當氧氣輸送至體內各處，便能達到清醒的目的。時間不夠充裕時，即便只維持蝦子姿勢1秒，也能達到伸展背部的效果，切換為活動模式，同時還能改善腰椎前凸的問題，一石二鳥。

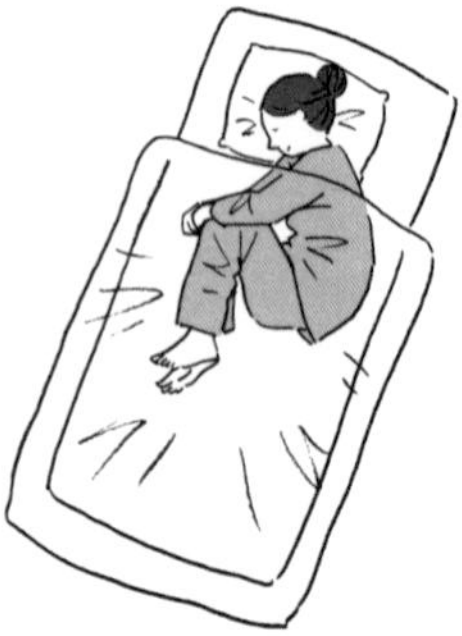

做伸展，啟動交感神經 ON

伸展一下睡覺時蜷縮的身體，能提升血液循環，還能釋放身體內部蘊藏的力量，使交感神經轉換為優位。爬不出被窩時，可以先做蝦子姿勢伸展，以利於展開後續行動。就像在跳躍時，會先蜷縮再伸展身體，利用反作用力跳得更高。若先蜷縮之後再做伸展，更容易湧現力量。

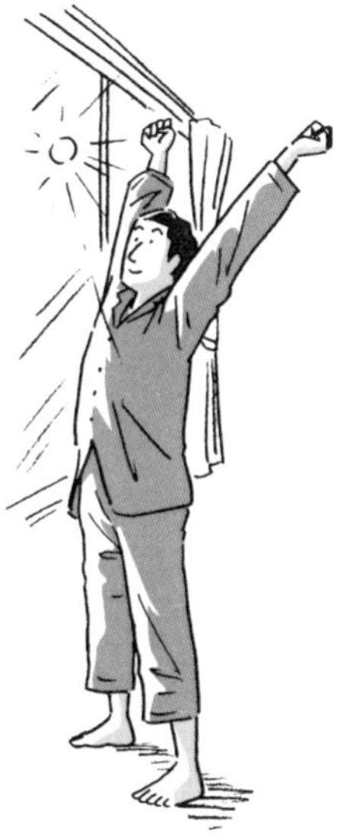

一早讓額頭曬曬太陽

接收到陽光後，大腦會分泌被稱為幸福荷爾蒙的「血清素」，隨著夜晚降臨，血清素會慢慢轉變為促進睡眠的褪黑激素。在曬完太陽約15小時後，就會自然開始想睡。雖然眼睛所接收到的刺激，能更直接地傳送到大腦，但由於直視陽光非常危險，改讓額頭曬太陽，促進激素分泌。

起床後喝杯水

在冬天時，睡覺都可能會出汗，導致體內缺乏水分。因此在起床時先喝1杯水補充水分，這麼做同時喚醒、啟動腸胃。訣竅在於邊慢慢喝水，邊想像水經過嘴巴、流經食道、進入胃，以及腸子蠕動的畫面。內臟得到感覺的過程叫「內感受」，這是維持體內平衡不可或缺的感覺，而呼吸與心跳也屬於內感受。越容易感到不適的人，往往越少好好面對自己身體，因此透過喝水感受內臟，對調整身體狀況相當重要。

上午散步15分鐘

帶有一定節奏感的運動，能促進血清素分泌，有助於安定心神。有必須思考的事或煩惱時，走路能讓思緒更清晰，因此我非常推薦。當血清素分泌增加，等於促進睡眠的褪黑激素也會增加，有助於入眠。所以在走路時，請試著踩穩腳跟，並加入節奏感吧！

利用身體語言產生動力 ON

運動選手在比賽前，常會將手放胸口，或是握拳比出必勝姿勢，藉此提振自己的士氣，敲腿的動作則是告訴肌肉「接下來要開始動起來了」。遲遲無法下定決心開始作業時，也可以比出必勝姿勢鼓舞自己，讓自己湧現動力。考證照或重要的商談之前使用這招，也非常有效。另外，出現負面情緒時，用手比出驅趕的動作，負面情緒也會神奇地消失不見。

除了身體語言，也很推薦大家準備幾句話提振自己的士氣。我會在開始工作前，說出「平常心」、「要樂觀積極」等詞彙鼓勵自己。

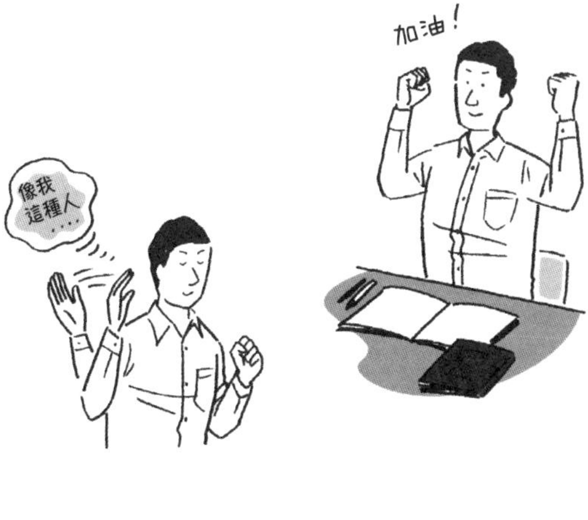

用大豆、香蕉增加幸福荷爾蒙

「色胺酸」是產生血清素時不可或缺的一種營養素，屬於必需胺基酸的一種，只能從飲食中攝取。豆腐、味噌、納豆、豆乳等豆類製品，優格、起司等乳製品，以及香蕉、杏仁、雞蛋中都含有色胺酸，其中特別推薦香蕉，可在早餐時攝取。

按摩耳朵 OFF

新冠肺炎疫情下，由於長時間戴口罩，導致耳朵受到拉扯而變得僵硬。由於耳朵與頭部肌肉相連，連帶導致頭部變得緊繃。由於耳朵周邊有許多大血管和微血管，透過按摩將能促進血液循環，緩解身體的緊繃。除此之外，也能紓緩頭部緊繃及眼部疲勞。

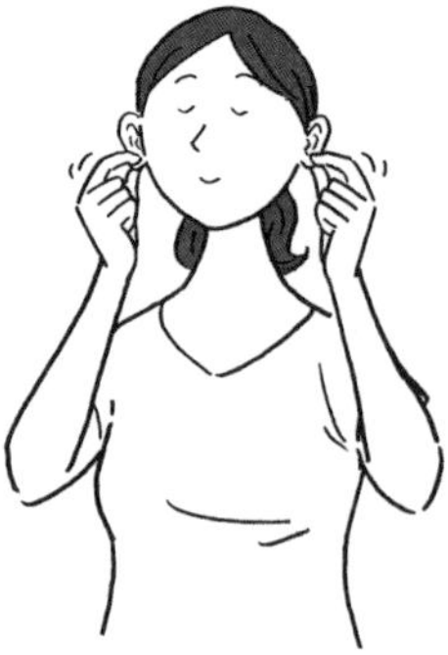

按摩腹部緩和緊繃 OFF

當副交感神經處於優位時，腸子蠕動變快，排便也變得順暢。處於緊張時，腸胃首當其衝受到影響，交感神經處於優位，將使腸胃緊繃僵硬。因此可以用指腹輕壓肚臍周圍，適時紓緩緊繃。

手部按摩 OFF

手與大腦的感覺區相連，較容易接收到刺激，用手觸碰的過程，會促進身體分泌一種叫「催產素」的幸福荷爾蒙，讓我們感受到幸福。雖說身體接觸是最有效促進催產素分泌的方法，但其實自己按摩也能得到相同效果。若想要穩定情緒時，可以試著給自己一個擁抱。

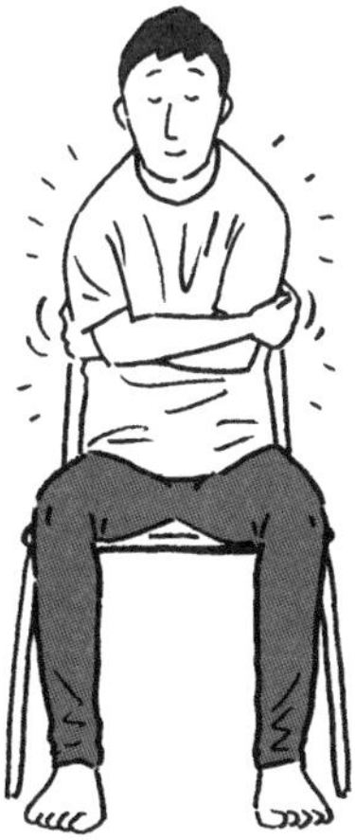

輕壓眼皮舒緩眼球

若想在上班的休息時間內迅速放鬆，推薦大家可以輕壓眼球。輕輕按壓眼皮上方3秒後，再瞬間放鬆，即可穩定亢奮的情緒。難以入睡時，輕壓眼皮舒緩眼球，也有助於入睡。

過午不喝咖啡

咖啡因具有提神作用，會干擾自律神經、影響睡眠。由於身體需要花5、6個小時才能將咖啡因排出身體，因此傍晚後喝咖啡，將導致難以入睡，所以請盡可能在中午前喝完。若真的非常想喝，最晚請在3點的下午茶時間喝完，晚間請飲用無咖啡因的咖啡或茶。除了要注意飲用時間，也務必注意咖啡因攝取量。

在房間或桌上點綴綠意

工作繁忙時我也會感受到壓力，此時我會找一個能當日來回、自然景觀豐富的地方解放心靈，只要呼吸大自然的新鮮空氣、眺望綠意，便能好好放鬆。呼吸帶有負離子的空氣，能使副交感神經處於優位，綠色的景觀則能鎮靜心情。國外已將「森林療癒」、「森林療法」運用在醫療上，若想在日常生活中運用，可以用植物點綴房間，即能獲得平靜。

聽粉紅噪音放鬆大腦 OFF

腦波分為許多種類，放鬆狀態下處於 α 波（Alpha），煩躁時是 Γ 波（Gamma），一般狀態下是 β 波（Beta），淺眠時則是 θ 波（Theta）。為了能夠好好休息，必須讓腦波處於 α 波。音樂的頻率能夠影響腦波，要讓腦波轉為能夠好好放鬆的 α 波，建議使用類似沙沙聲的低頻「粉紅噪音」。由於粉紅噪音與心跳、腦波等生物節律，同樣具有「1／f噪音」性質，聆聽時會感到特別舒服；此外，如鳥叫、川流、海浪等自然界的聲音中，也具有1／f噪音。在YouTube或音樂串流平台搜尋，便能找到粉紅噪音，請大家試著聽聽看。

睡前3小時不進食

胃消化過後，副交感神經會處於優位，消化約需要花3至4個小時，因此請避免在睡前吃東西。若就寢時消化尚未結束，將對腸胃造成負擔，也會造成淺眠，起床時也會感到胃部不適有負擔，影響到早上的活動。若工作到太晚，拖延到晚餐時間，請選擇食用味噌湯或湯品、粥品等容易消化的食物。

睡前90分鐘泡澡放鬆身體

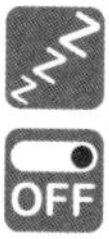

當核心體溫急劇上升後再開始往下降，會打開副交感神經的開關，有助於入睡。

核心體溫上升後，約需花1個半小時下

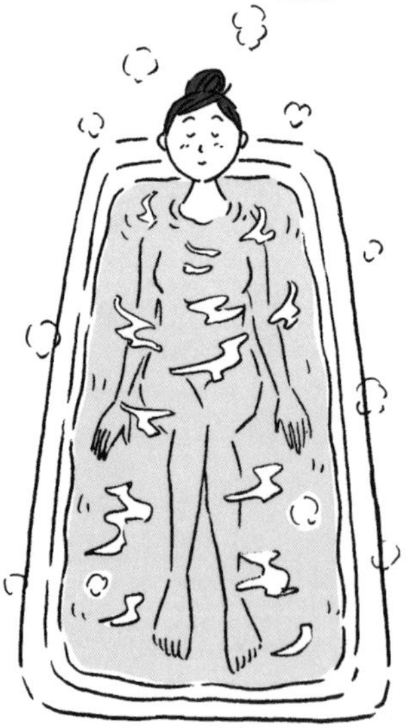

降，因此在睡前1至1個半小時前泡澡尤佳。

請以40度左右令人舒服的水溫，泡澡15至20分鐘。浸泡至肩膀處，藉由浮力讓身體擺脫重力，好好放鬆。但過熱的洗澡水反而會使交感神經處於優位，造成反效果。

將感謝掛在嘴邊 ①

比起負面言語，我們應該多說正向的話。表達感謝時，能讓大腦感到安心幸福，使心理狀態趨於穩定。

日本人一直非常重視人與人之間的關係，也非常體貼周遭的人，去神社參拜表達感謝便是其中一個表現。願意為他人付出行動、懂得感謝的人，心靈越富足也越成功。會向工作人員與粉絲表達感謝的運動選手，通常都有不錯的成績，例如大谷翔平選手和羽生結弦選手都是如此。

PART 4　總結

- 自律神經失調，是造成倦怠感與失眠等不適，遲遲無法好轉的原因之一。

- 人類不擅長關機、休息，應找出能使身體切換至休息模式的方法。

- 在不規律的生活中，找出屬於自己的例行公事，努力達成「不規律卻正確的生活」。

PART 5

不適消失，人生好轉！

經驗談

微運動習慣改變身體！

前面章節提到的內容，都是我教導整復院和健身房客戶的作法。接下來會介紹幾個來本院求診的客戶，從不健康轉為健康的案例。

不適與疼痛都有非常多種形式，沒有任何人的症狀會一模一樣，仍希望這些案例能成為各位跨出一步的契機。

案例 1

相田小姐（40多歲，女性）

膝蓋疼痛導致步行困難
重心放在腳跟，啟動腹部，提高身體內部穩定性

深深體會到「自己的身體要靠自己守護」

我從小就喜歡運動，曾學過滑雪和日本舞，甚至還參加過高山滑雪比賽，直至出社會後還是延續著這個興趣。假日時比起待在家裡，更喜歡出門走走，屬於戶外型的人。

我一直都對自己的體力滿有信心，會開始去整復院，是因為膝蓋疼痛的問題。某天，我的右側膝蓋突然有一種向外偏的感覺，同時感到疼痛，腳也開始不聽使喚。雖然在這之前也曾覺得腳好像哪裡怪怪的，由於並未對生活造成影響，所以以為只是小問題，沒放在心上。起

初的不適感真的非常輕微，以至於我甚至不記得症狀是從何時開始。

但視而不見的結果，就是痛到無法走路。**由於身體無法動彈，導致心也變得封閉，我變得越來越沒精神。**此時我才深刻體會到，無法控制自己身體的感覺有多難受。**雖然每個人對幸福的定義不盡相同，但我相信健康是大家對幸福的共識。**我甚至曾絕望地認為，若身體無法動彈，就沒有活下去的意義。

原以為膝蓋疼痛應該要看骨科，所以先去了大學醫院就診。醫院診斷我為初期骨關節炎，並為我打止痛針，由於是初期，醫院要我先靜養觀察狀況。然而當藥效一退，疼痛再度襲來，使我難以動彈，一痛起來連路都無法走，只能搭計程車去醫院。

後來只要腳一痛起來，我就吃止痛藥，定期去醫院在膝蓋打止痛針。醫生建議我少出門，儘量坐著，要不然可能會演變為無法走路的後果。當時我的心中充滿了不安與絕望，就在那時，朋友介紹我認識長島醫生。

當時醫院建議我靜養，若遲遲不好轉就必須動手術。長島醫生卻告訴我，**靜養治不好我的**

問題，還教我走路的方式。雖然我聽到可以走路時感到半信半疑，但**試著照醫生說的話做之後，雖然還是會痛，卻真的能走路了。當時醫生教我的方法正是「重心放腳跟」和「啟動腹部」。**除此之外，醫生還教我用腹式呼吸來穩定體幹，讓我發現原來自己的體幹缺乏力量。由於以前我曾學過滑雪和跳日本舞，所以一直以為自己的體力比一般人好，也以為這些運動會使用到體幹，因此我對結果感到非常訝異。

過去一直把呼吸與走路當作理所當然，我從未注意過自己做這些動作時的方式。當醫生教我正確的作法時，我一時還無法意會過來。由於醫生說明的方式言簡意賅，讓我得以不斷吸取這些知識，並慢慢改變意識。在不知不覺中，我在站立時已學會注意將「重心放腳跟」；當步行有困難時，就會意識到「必須配合呼吸，讓腹部處於穩定狀態」。反覆練習之下，我發現自己意識到：「剛才好像都不覺得痛」的時刻變多了。但疼痛不可能瞬間消失，我還是會出現身體難以控制的感覺。即便如此，吃止痛藥的次數漸漸減少，開始有信心靠自己的雙腳走路。因此就算會感到疼痛，我仍保有想繼續努力活動的意念。1個月後，我已經恢復到能夠出遠門的狀態了。

我打從心底體會到，能用自己的腳走路、能控制自己的身體，是多麼幸福的事。透過這次的經驗，出現**「我想延長健康壽命」的強烈意念**，因此開始參加nicori健身房。

健身房中所做的動作，其實就是整復院中所學概念的延伸。為了正確使用身體，我會使用「動態伸展器械」，做能提升柔軟度的訓練，訓練以能舒適伸展身體的運動為主，而非需負重的肌力訓練。我似乎特別不擅長使用背部肌肉，導致肩胛骨周邊肌肉變得很僵硬。明明是自己的身體，卻有好多從來不知道的問題，讓我驚訝不已。**直到此刻才發現，這40年來一直使用錯誤的動作**，也認知到**我必須自己守護自己的身體。**

由於膝蓋的疼痛，讓我現在過著比過往還加倍幸福的生活，活動身體讓我的心靈變得健康，生活也更多采多姿。最近的我雜念越來越少，能更單純地看待一切。由於能越來越準確分辨自己需要的到底是什麼，因此過去總擔心自己有哪裡不足的匱乏感，消失得無影無蹤。

現在的我，已經能樂觀地將膝蓋的疼痛，當作得到這一切美好的必經過程。但若可以選擇，當然最好還是不要經歷痛苦，也不要有任何不適。我深切體會到，若要避免這些不適，應該從平時的生活中開始預防。**要是早點知道該如何正確使用身體，就能充滿活力又開心地過生活。**正是長島醫生教導我，**要相信自己身體真正的力量**，人無法靠自己獨活，我對於這段緣分只有感謝。

From長島

初診時，相田小姐的膝蓋因發炎而腫起來，但更令我在意的是，相田小姐似乎對一切都感到非常不安，對所有事都帶著強烈的恐懼。這一切反映在身體上，她的全身都硬梆梆的，有別於一般肩頸僵硬的程度。此外，雖然她的身體前側很有力，但背部和大腿後側肌群卻非常無力，並未發揮應有功能。當身體處於這種狀況，即便打針也只能舒緩疼痛，導致她的膝蓋變形越來越嚴重。

首項要務便是解除她的不安，因此我不斷提醒她「疼痛只是暫時的，不用擔心」。她原本是非常活潑、精力旺盛的人，不能走路一定令她感到非常不安。

相田小姐一直認為自己的背部很僵硬，但其實她的背部柔軟度非常高，活動範圍也不小。身體之所以會變得如此僵硬，其實是恐懼所造成。越是率真的人，對疼痛越是敏感。

相田小姐患部的發炎症狀，經2、3次治療就好轉了，但她心底深處的不安與恐懼卻久未散去。約莫花了1個月左右的時間，她的恐懼才漸漸消失。除了電療等整復院中會有的基本治療，我只教她要讓腳底確實踩地，以及透過讓腹部鼓起的腹式呼吸來穩定體幹這2招。我請她在整復院實踐這些動作，讓她親自感受這麼做「不會痛」，並在每次練習時告訴她「沒關係的」、「這樣不會痛吧」，讓她明白自己做得到，為大腦帶來好的刺激，不安的感覺也漸漸消失。

現在，相田小姐持續在健身房接受鍛鍊，學習如何使用背部。雖然她的背部柔軟度高，但與前側相較之下，後側肌肉仍然較弱，正在努力改善中。

能從曾灰心喪志的相田小姐口中，說出「我想延長健康壽命」，如此正向積極的話，令我感到非常開心。

案例2

島崎小姐（30多歲，女性）

連呼吸都難受，如鐵板般僵硬的背部
腹式呼吸，一早讓額頭曬太陽……透過小習慣積累讓呼吸更順暢

改善了長年累積的不適後，才發現原來心也生病了

我在一間小餐廳兼任廚房和外場的工作，由於新冠肺炎疫情使營業時間縮短，讓我有時間能正視自己的身體狀況。疫情前我總是工作到深夜，直到早上才睡覺，由於必須備料，我從中午就開始工作了。即便到了冬天，廚房裡還是非常炎熱，我曾好幾度中暑。在每週一次的假日，我總是睡到傍晚才醒。當時的我受到昭和時期「努力勝於一切」的想法影響，無法接受體力不夠的自己，因此總是不斷逼迫自己更加努力。

由於先天單側耳朵失聰，以前上體育課我只有旁聽的份。也許是因為如此，我的基礎體能比別人弱，明知應該做點運動，但我卻根本沒辦法跑步。**就連朋友也會勸我「跑步很舒服喔」，但我就是沒有那個體力。**在體會到揮灑汗水的美好前，我說不定早就昏倒了。因此我一直有一種自卑感，覺得只有自己辦不到。

在重度工作之下，我開始感覺到背痛，肺和內臟好像受到壓迫一般，連自己都開始覺得大事不妙。因此前往長島醫生開在我工作地點附近的整復院，那時我的身體狀況到達臨界點，甚至打算辭去工作，但我決定在離職前再一次垂死掙扎。**正因為身體狀況到了谷底，反而讓我出現動力，腦中浮現「我想看看自己健康的模樣」的想法。**

我接受整復院的電療和徒手治療，醫生的講解非常細心易懂。雖說員工都有證照，但對於他們能如此了解身體的大小事，我還是感到非常訝異。由於他們很詳細地向我說明我的身體狀況，以及做每個治療的原因，讓我感受到自己的進步。我不太擅長自我肯定，比起「因為自己的行動改善了身體狀況」，「專家的治療讓我獲得改善」的說法更能說服我。

以往去整復院或按摩時，只會得到要我多運動的建議。但長島醫生告訴我具體的作法，對我來說受益良多。除此之外，醫生還教我如何「呼吸」，我從沒想過呼吸也是一種治療，因此感到十分訝異。

由於我的背部非常僵硬，對我來說連吸氣都非常難受，也因此我更能體會好好呼吸的美妙。**當氧氣確實傳送到身體各個部位，頭腦變得更靈光，工作時也會出現好的靈感，有助於提升工作表現。**

醫生還教我「重心放腳跟」，由於我必須站著工作，因此重心放腳跟的效果變得更加顯著。此外，醫生還教我該如何拿鍋子等較重的廚具，平常我拿重物時總是只使用前臂的力量，但其實改用肩胛骨到手臂的力量會輕鬆許多。**只是稍微改變身體的使用方式，連過去曾以為自己體力不足而做不到的事，都能輕鬆辦到。**要是早知道這些技巧，當初說不定就不會弄壞身體了。

由於工作時間不規律，我的睡眠時間也不固定。雖說疫情之後我就不用再工作到深夜，但過去的工作型態，早讓我的生理時鐘被搞得亂七八糟，**因此以前我總是無法在早上起床，但開始在起床後曬太陽後，我竟然爬得起來了！**

開始活動身體後，不只工作起來變得輕鬆，我開始學會自我肯定，大腦也變得靈活。其中最大的收穫，應該就是我開始注意到過往刻意忽視的心理問題。雖然過去就曾有換氣過度的症狀，然而我總當作是感冒，不願承認問題。

當身體變健康，我開始願意面對自己，也有了不舒服就應該看醫生的觀念。我果然被診斷出憂鬱和恐慌症，但吃藥後成功控制住症狀，整個人也輕鬆許多。要是以前的我，一定會認為自己的心靈過於脆弱，而責備自己。但現在我的想法則轉為「還好發現生病了，真幸運！好好治療吧。」我之所以能變得如此正向樂觀，是因為在長島醫生的整復院練就了好體力，畢竟**治病需要體力**，煩惱也同樣需要體力。這麼一想，能煩惱說不定也是件好事。

當思緒變得清晰，我開始能夠回顧過去，並好好面對自己，開始理解一隻耳朵聽不見的自己，本來就與別人不同。明明不同，卻想和別人做一樣的事情，本來就會對身體造成負擔。

我卻苛責努力過卻仍做不到的自己，其實做不到是再正常不過的事。

變健康後，我才發現自己以前不明白，怎樣才算「健康」。很多人在年齡漸長後，會說「真想像當時一樣活動身體」。但對我來說，並沒有所謂的「當時」。現在的我，身體變得越來越輕鬆，人生也因此改變。**最棒的莫過於我開始從日常生活中感受到的喜悅**，例如早上起得了床、早餐很好吃、散步很舒服等等，就連能去美容院，都讓我感到開心不已，要是身心靈不健康，根本連想去美容院的想法都不會出現。

過去的人生，我總以工作為優先，但工作可不會為我的身體著想。**若總認為肩頸僵硬、背痛只是小事，說不定會錯過治療的時機，這就是我從自身經驗中所學到的教訓。**

From長島

當時島崎小姐的身體狀況真的非常糟糕，連我都煩惱不知該從哪裡著手改善。不僅背部僵硬、自律神經失調，連心理狀態都非常不穩定。因此我先讓她在整復院接受微電流治療，調整她的自律神經，並教她如何在家中做腹式呼吸，讓腹部吸飽空氣，穩定身體、穩固身體的基礎。島崎小姐也有發現自己的呼吸較短淺，因此我教她如何好好吐氣、呼吸，並且鍛鍊腹部，目標是讓自律神經恢復平衡。

越是長期不適的人，需要花越多時間復原，就算狀況暫時變好，大腦也會將其判讀為異常狀態，並將身體狀況打回原形。有些人會認為，看醫生後身體狀況沒有改善，而中途放棄，但其實反而應該意識到，這是因為身體狀況真的太差，所以才無法迅速好轉。島崎小姐之所以沒有放棄，應該是因為「想看看健康的自己」這個目標吧！

希望未來島崎小姐可以增強肌力，讓體力不要隨著年齡衰退。島崎小姐是能靠自己達成目標的人，而整復院和健身房都會從旁協助，希望她能慢慢減少就診次數，並早日畢業。

案例3

佐藤先生（40多歲，男性）

中年肥胖、體力衰退、足部變形……

實行重心放腳跟不知不覺瘦10公斤

和孩子在公園快樂玩耍是最令人開心的事

由於拇趾外翻加上X型腿，我一直都很煩惱腳部的問題。而就在年近40歲時，我開始發現身材明顯與年輕時不同，多了一大圈腰間贅肉……早上無法迅速起床、進公司後沒多久就感到疲累，諸如此類的跡象，讓我漸漸開始感受到自己的體力大不如前。

其中最明顯的，就是去公園時沒體力陪孩子玩耍，大概只能陪小孩玩個5分鐘就放棄了。坐在長椅上看著孩子玩耍的模樣，我覺得自己很丟人。

和長島醫生商量後，**醫生認為我並未正確使用身體，就算直接去健身房接受訓練，也無法改善腳部變形的問題。**醫生教了我固定點的觀念，告訴我在生活中必須留意腳底是否貼地。醫生告訴我**「即使每天只做10秒也沒關係」**，用輕鬆的心情練習即可。

我常常光說不練，由於醫生非常有邏輯地說明為何要將重心放腳跟，以及固定點的重要性，讓我有了實行的動力。而且竟然只需要做10秒，**這種不需要付出太多努力的方法，對我來說非常新鮮。**

因此，我開始在日常生活中落實將重心放腳跟，例如早上刷牙與上下床等時候執行。約莫2週後，我感覺身體開始變輕鬆，也因此變得更有動力，開始加入深蹲等簡單的訓練。由於我腦中有「走路時要留意腳跟」的知識，無論在超市買東西，還是使用吸塵器，我都會意識到這點。

以前我總以為，想改變身體，就應該買整套的訓練服、訓練鞋，還要加入健身房、預約課程、接受訓練等，所以滿腦子都是「工作忙沒時間」、「想把時間留給家人」等藉口。但其實長島醫生所教的，**都是能融入每天例行公事中的動作，沒有理由不執行。**醫生還有教我做深蹲等運動，也只需要做1、2分鐘即可。醫生甚至還鼓勵我「只要有做就很了不起了」，這也是讓我充滿幹勁的原因之一。

正確使用身體的生活持續一段時間後，我發現我的動作變得不再隨便。即便只是起立、坐下，都與過往有所差別。這種不需過度用力、輕鬆活動的感覺，是我過往從未體驗過的。

當身體狀況改善，我和孩子玩樂的方式也改變，我們會一起在公園賽跑、遊戲競賽，就算沒有任何道具也玩得很開心，看到孩子開心的表情，我又更有動力了。甚至買了啞鈴和按摩滾筒，想加入運動，不過由於才在開始階段，所以並沒有對自己訂下太嚴苛的規則。

而最近我也開始想控制飲食，目前已經達成早上喝水的目標，還在想下一個目標。

一開始我並沒有告訴任何人，持續在活動時留意固定點的半年後，瘦了10公斤。**原來連坐著都能鍛鍊體幹，讓身體變得緊實，讓我不禁去想，過去自己到底浪費了多少時間。**但這也算是人生的轉捩點，能夠學會這些技巧真是太好了。

即便明白身體就是財產，但40歲時容易以工作為優先，即便體力下滑，仍會為了在工作上獲得成績而奮力一搏，結果就是容易忽視家庭。只要有了體力，假日就可以陪孩子玩耍，而不是待在家裡無所事事，也能更積極地做家事，進而使家庭關係變得更融洽，**提升人生的品質。**重心放腳跟這個動作簡直可說是改變了我的人生。

和長島醫生談話後，我才明白被稱讚是令人多麼開心的一件事。我們在職場、家庭中受到認可的機會其實並不多，往往也很難認可自己。但醫生的稱讚與認可，促使我有動力能繼續努力。

我現在最新的課題是早起，已訂出一套解決方案，並且正在實行中，雖然目前還沒出現成果，但我認為思考新的方法，也是非常令人開心的過程。

From長島

雖然佐藤先生很明白自己的問題在哪，卻難以將想法化為行動。所以我建議他從日常生活中較簡單的動作開始施行，並推薦他重心放腳跟的動作。在面對男性客戶時，用理論性與邏輯性的方式說明，較能激起他們嘗試的意願。因此我在開始前，便非常詳細地說明這些方法，而這也成為他願意開始嘗試的契機，進而使他的身體開始出現變化。由於他只花了2週，便感受到身體和心理上的變化，讓他感受到理論奏效，也是讓他有動力持續努力下去的要因之一。

現在佐藤先生的拇指外翻與X型腿都有所改善，因此我希望他能繼續維持腳跟踩地和固定點的習慣。我認為佐藤先生為了讓自己的身體變得更好，主動思考下一步要做什麼，這點非常棒。除此之外，由於佐藤先生的體重降低，也養成了健康意識，希望未來他能繼續慢慢提高運動強度。

結尾

謝謝各位讀到這裡。

近年來，鍛鍊身體逐漸成為潮流，到處都開滿健身房。也許是新冠肺炎疫情，讓大家的健康意識抬頭，越來越多人開始從事跑步、快走等運動。

然而現實生活中，並非所有人都能如此積極。有些人光走路都覺得吃力，也有人身體沉重，幾乎起不了床，做什麼都不順利。而來到本院求診的客戶，甚至連要鍛鍊身體都有困難。我想，一定有很多人都有相同的煩惱。

我從小學起就開始打棒球，一直認為運動是理所當然的事。然而高中時卻因生病而被迫放棄運動，除了體驗到挫折的滋味，還嘗到生病可能無法痊癒的不安與恐懼。而我的心理層面從小就比較脆弱，在比賽前常常無法入眠，也體驗過不安與緊張會讓身體無法動彈的情況。

因此我不會輕易說出「活動一下筋骨很開心喔！」、「動起來吧！」這些話，我能理解想動卻不能動的心情。但我也同時深知「只要改變身體，就能改變想法」、「與其煩惱不如活動」，以及運動能帶來的正面效益。

正因如此，我比誰都希望能幫助那些身體不適的人，也想讓他們恢復活力。

整復院和健身房除了能處理不適與疼痛的狀況，還會了解客戶過往的生活型態，並詢問這些不適是否讓他們感到不安或不便，以及改善不適後想做什麼事等等，從各個角度與客戶討論。這是因為現在所感到的不適和疼痛，往往是身體、心理、社會等要素交織之下所引發的問題。因此應從多方面著手，致力於從根本改善問題，並提供照護。

醫院在面對喉嚨痛、咳嗽、發燒等症狀時，多半會採取對症治療，給予藥物減輕症狀。若舉花粉症這個例子應該就很好懂，藥物雖能減輕過敏症狀，但並無法根治過敏。雖然減緩症狀能讓生活變得舒適一些，但卻無法解決根本的問題。醫院當然也會採取對因治療根除病源，以及從根本治療，但以現在的醫療體制來說，能達到的效果有限。

近年來，用來預防疾病的「預防醫學」備受矚目，我們開始改變生活習慣、運動，並接受健檢等等，但總是會在症狀真的出現後，才急著去醫院接受診治。常常出現不適的各位，聽到這些話，應該覺得很刺耳吧。

即便暫時緩解不適和疼痛，那些症狀還是會捲土重來。只要不徹底審視導致不適的真正原因，不適就會無限循環下去。而我希望能結束這個負面循環，因此除了症狀治療，我還希望能達成預防醫療和對因治療。

來到整復院和健身房的客戶，多半不是因突發性受傷或疼痛而來，而是有慢性不適、疼痛的問題。雖然一開始認為「應該會自己好吧」、「這種程度的疼痛我還能忍」，但總有一天會到達極限，只好向醫療機構求救。

常常感到不適的人，當然也不喜歡這樣，而是想改善、想變健康，卻不知該從何下手。但其實不需要獨自煩惱，求救並不是一件丟臉的事。

分享經驗談的大家，紛紛和我分享經驗，認為「還好有求助」、「不需要獨自努力」。

但有一件事我必須告訴大家，那就是只有你自己能採取行動。

分享經驗談的各位，都是背水一戰跨出第一步，才得以擁有今天的成果。若你也感到不安或是不便，我希望你能跨出那一小步。

現在是人生百年時代，但無論多長壽，若無法用自己的腳行走或是必須臥床，實在太令人難受了。許多人因擔心老年後的經濟狀況，而不斷存錢、投資，加入醫療和長照保險。但我們在健康這塊，又做了什麼投資呢？有人會說「我還很健康，沒關係啦」、「我們家有長壽基因」、「生病的話吃藥就好了」等等，健康明明是自己的事情，卻彷彿事不關己，做出具體行動的人更是少之又少。

以現狀來說，無論再怎麼活動身體，都無法抵擋細胞的老化。不過我們能延遲、阻止自己老化，而且不需要特別的道具或金錢。想延長健康壽命，必須倚靠自己每天的行動。

「只要動，就能改變。」

聽到「動」，通常會讓人聯想到運動，但其實真的只是如字面上所說，只需要動就好了。本書中所介紹的喝杯水、早上曬太陽、踩穩腳跟等，和各位心中想像的「動」應該相距甚遠。但其實真的有許多為不適所苦的人，靠這些動作而脫胎換骨。

早上可以神清氣爽地起床，毫無疼痛地順利走路，當日常生活變得舒適，會有意願想散散步，或稍微加快腳步增加活動量。能睡得好、好好活動的喜悅，是任何事都難以取代的。

從本院畢業的客戶紛紛給予回饋，「我開始喜歡起原本超討厭的運動了」、「當身體能活動自如，壓力減少了」、「知道身體的使用方式，身體線條變得緊實，開始能享受打扮的樂趣」、「我開始留意飲食了」，並變得更加積極，甚至樂於養成健康的習慣，我希望大家都能體會這種感受。

若你有一絲「我也要試試看」的想法，就請立刻試著踩穩腳跟起立吧。

這就是從負到零，養成健康習慣的開始。

2022年5月

長島康之

【作者介紹】
長島康之

柔道整復師，擁有柔道整復師教師執照。同時為NASM-CES、PES（美國國家運動醫學學會）會員、睡眠健康指導員、nicori整復院代表董事、前職棒選手工藤公康在役時期的專屬教練。nicori整復院與nicori GYM分別於2017年4月及2019年4月在東京門前仲町開幕。善於治療疼痛及不適等疑難雜症而聲名大噪、預約不斷。

自小學時期開始打棒球，夢想成為棒球選手，卻因高中時期遭診斷為横紋肌溶解症而放棄，自此走上治療師的道路，希望能幫助與自己遭受相同痛苦，被迫放棄夢想的選手們。診治運動員，以及有各種疼痛不適患者的過程中，為了找出最根本的病因以幫助更多人，持續學習國內外最新穎的醫療方式。面對連醫院也找不出原因的不適時，願意與患者對話，並細心地提供諮詢，找出真正的解決之道，20年來已成功改善12萬人的疼痛。由於豐富的臨床經驗與改善實績，同時擔任專業學校講師，以及職業與業餘運動員的教練，深受同業信賴。曾監修《最強ずぼら女子が発見した脚やせの極意　脱・おブス脚で心と体を健康にする！》（KADOKAWA）一書。

nicori整骨院　https://nicoriseikotsuin.com/
nicoriGYM　https://nicori-gym.com/

Instagram　@yasuyuki_nagashima
Twitter　@NicoriNagashima

nicoriGYM的官方YouTube，有公開書籍中所介紹的基本動作，以及呼吸方式的詳細方法！

【参考文献】

・《勝者の呼吸法～横隔膜の使い方をスーパー・アスリートと赤ちゃんに学ぼう！》森本貴義、大貫崇 著（ワニブックスPLUS新書）
・《「呼吸力」こそが人生最強の武器である》大貫崇 著（大和書房）
・《脳の中の身体地図—ボディ・マップのおかげで、たいていのことがうまくいくわけ》サンドラ・ブレイクスリー、マシュー・ブレイクスリー 著、小松淳子・譯（インターシフト）
・《Movement（ムーブメント）》 Gray Cook 著、中丸宏二ほか 監譯（ナップ）
・《動的平衡　生命はなぜそこに宿るのか》福岡伸一 著（木楽舎）
・《身体性システムとリハビリテーションの科学１ 運動制御》太田順、内藤栄一、芳賀信彦 編集（東京大学出版会）
・《改訂版 もっとよくわかる！ 脳神経科学 やっぱり脳はとってもスゴイのだ！》工藤佳久 著（羊土社）
・《腰痛のナゼとナゾ"治らない"を考える》菊地臣一 著（メディカルトリビューン）
・《スタンフォード式　最高の睡眠》西野精治 著（サンマーク出版）
・《前祝いの法則》ひすい こたろう 著、大嶋啓介 著（フォレスト出版）
・《強運の法則》西田文朗 著（日本経営合理化協会）
・《最高の体調》鈴木祐 著（クロスメディア・パブリッシング〈インプレス〉）
・NOI (Neuro Orthopeadic Institute): Explain Pain
・ロリマー・モーズリー　presented by Mater Sessions/NOI Group

・SASS　https://www.sass-sd.com/medical/
・DNS　https://www.sass-sd.com/seminar/dns/
・PRI　https://www.prijapan.llc/
・NASM　https://trainer.j-wi.co.jp/

Staff
書籍設計／小口翔平＋奈良岡菜摘（tobufune）
插畫／中村知史（本文）
本文設計、DTP／中央制作社
取材・文字／岩淵美樹
企劃協力／佐藤健太（株式会社COMPASS）
責任編輯／田村明子

運動未満で体はととのう

用微運動整頓身心

找尋心靈與身體的平衡

出　　版／楓葉社文化事業有限公司
地　　址／新北市板橋區信義路163巷3號10樓
郵政劃撥／19907596 楓書坊文化出版社
網　　址／www.maplebook.com.tw
電　　話／02-2957-6096
傳　　真／02-2957-6435
作　　者／長島康之
翻　　譯／李婉寧
責任編輯／詹欣茹
內文排版／洪浩剛
港澳經銷／泛華發行代理有限公司
定　　價／350元
初版日期／2023年12月

國家圖書館出版品預行編目資料

用微運動整頓身心：找尋心靈與身體的平衡 / 長島康之作；李婉寧譯. -- 初版. -- 新北市：楓葉社文化事業有限公司, 2023.12　面；　公分

ISBN 978-986-370-630-4（平裝）

1. 運動健康 2. 健康法

411.7　　112018092